「自分の歯を一生残したい！」と思ったら読む本

米国歯学修士　江﨑友大

現代書林

1

予防歯科を長年受けて
自分の歯が
20本以上残っている事例

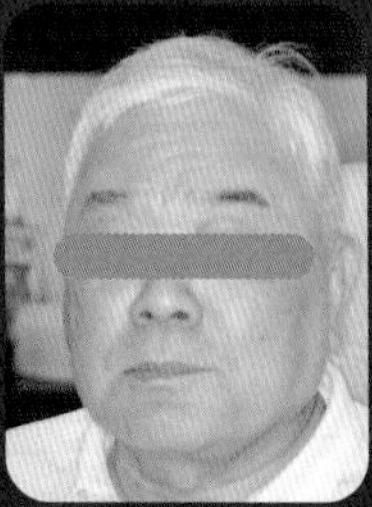

現在**82**歳

2002年より3ヵ月ごとに定期検診、歯のクリーニングで来院中(この間に詰め物や被せ物など簡単な処置は数回あるのみ)

メインテナンス歴
21年

現在残存歯数
30本

非喫煙者

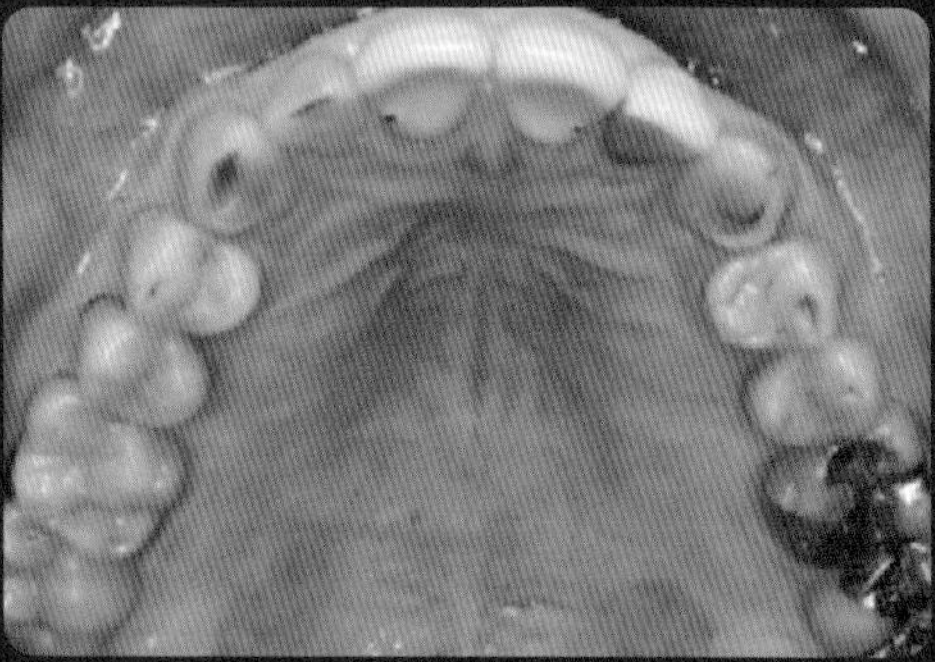

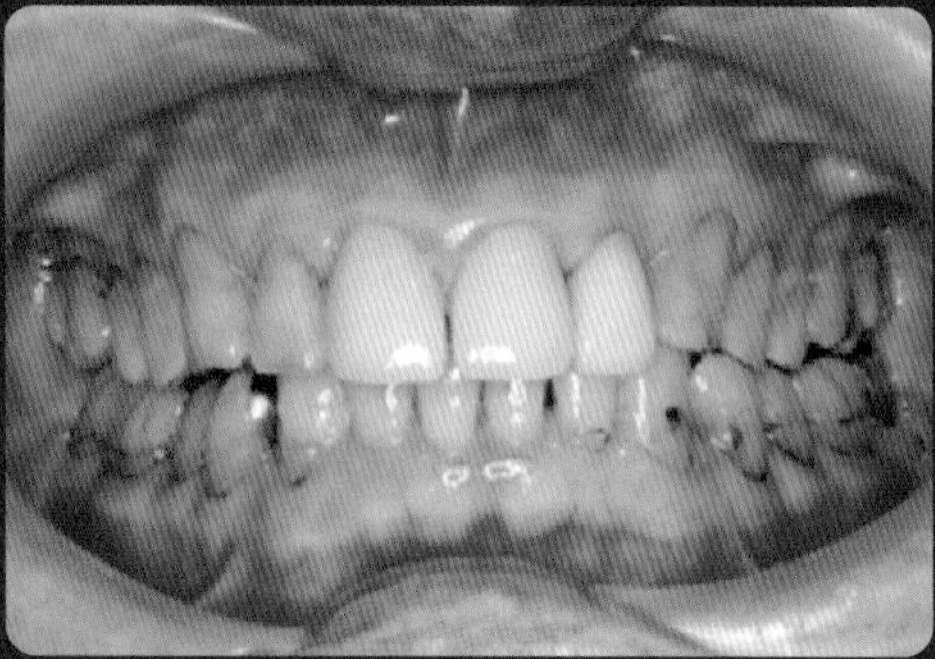

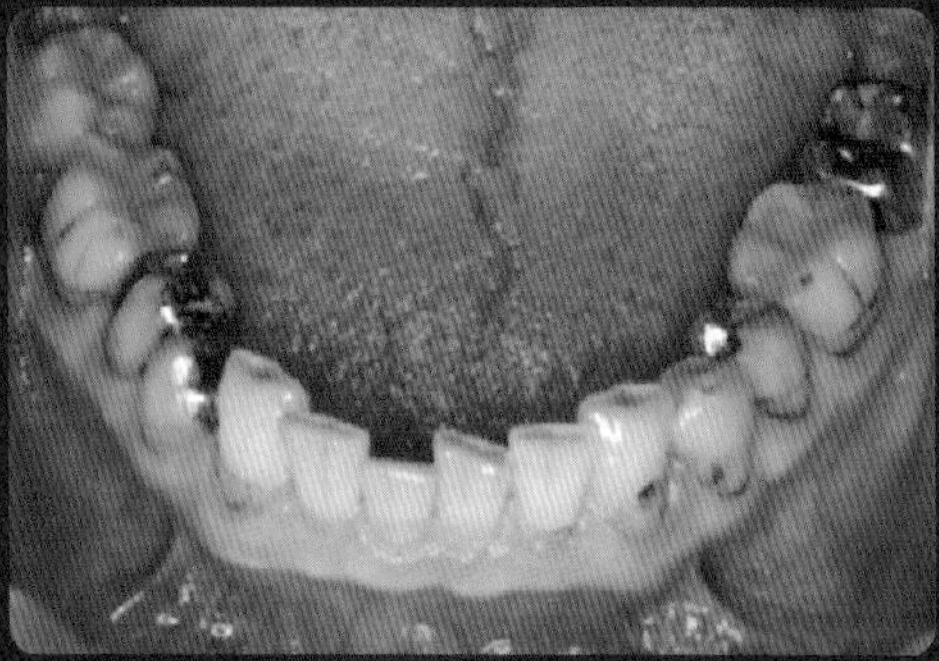

2

予防歯科を長年受けて 自分の歯が 20本以上残っている事例

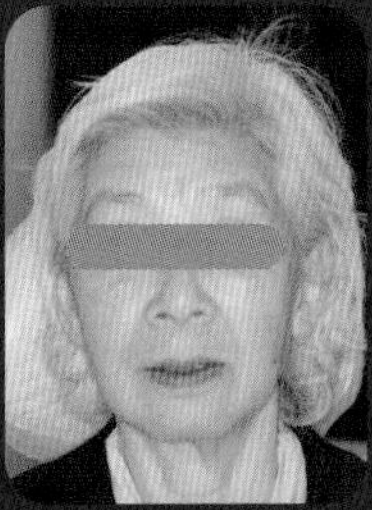

現在**85**歳

2002年より3ヵ月ごとに定期検診、歯のクリーニングで来院中（この間に詰め物など簡単な処置は数回あるのみ）

メインテナンス歴

21年

現在残存歯数

27本

非喫煙者

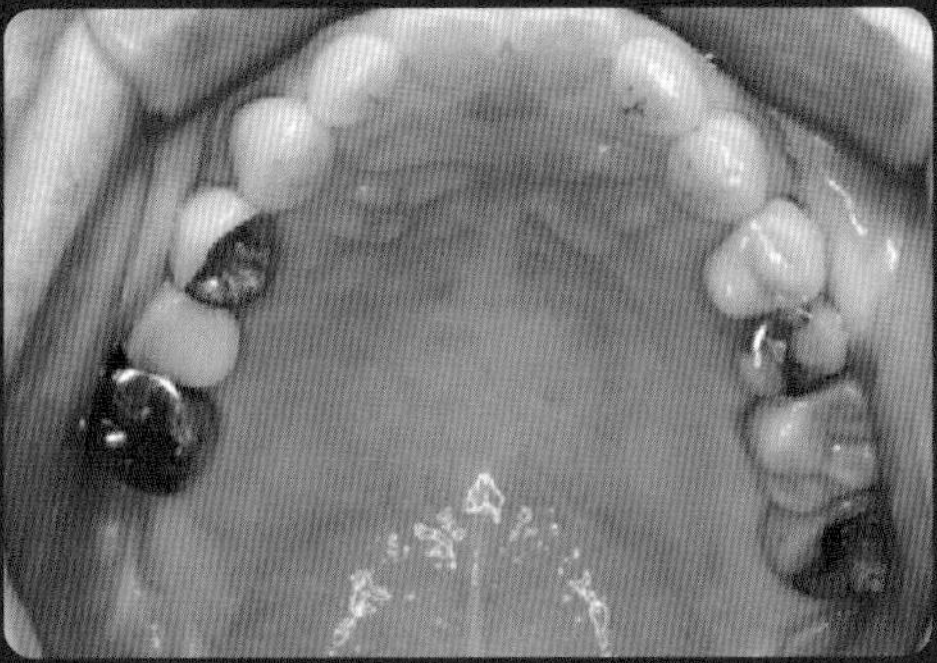

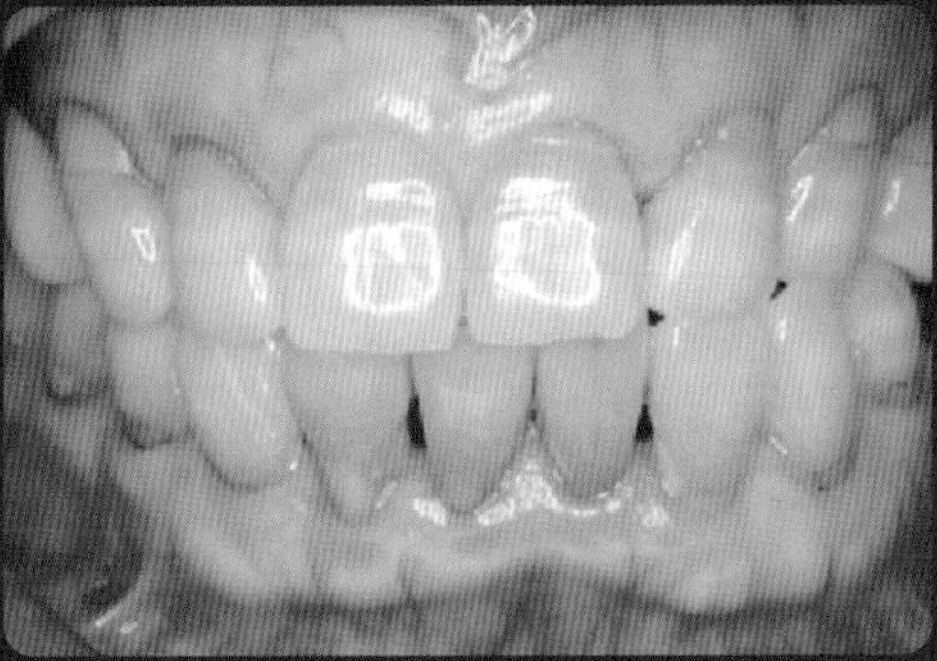

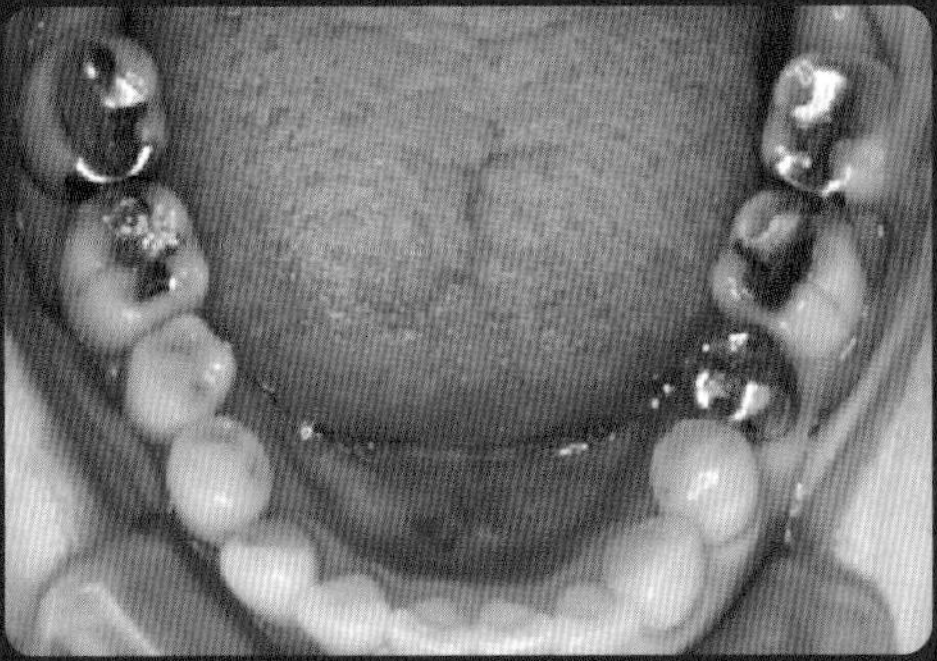

3

予防歯科を長年受けて自分の歯が20本以上残っている事例

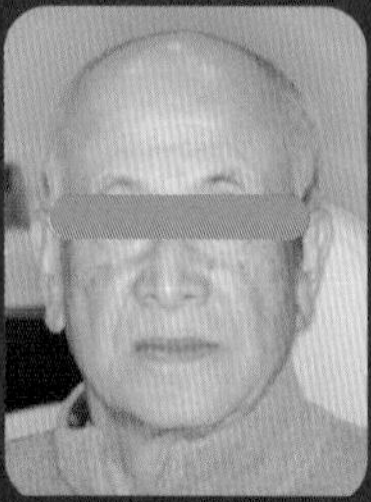

現在**86**歳

2004年より3ヵ月ごとに定期検診、歯のクリーニングで来院中（この間に詰め物など簡単な処置はほんの数回あるのみ）

メインテナンス歴
19年

現在残存歯数
28本

非喫煙者

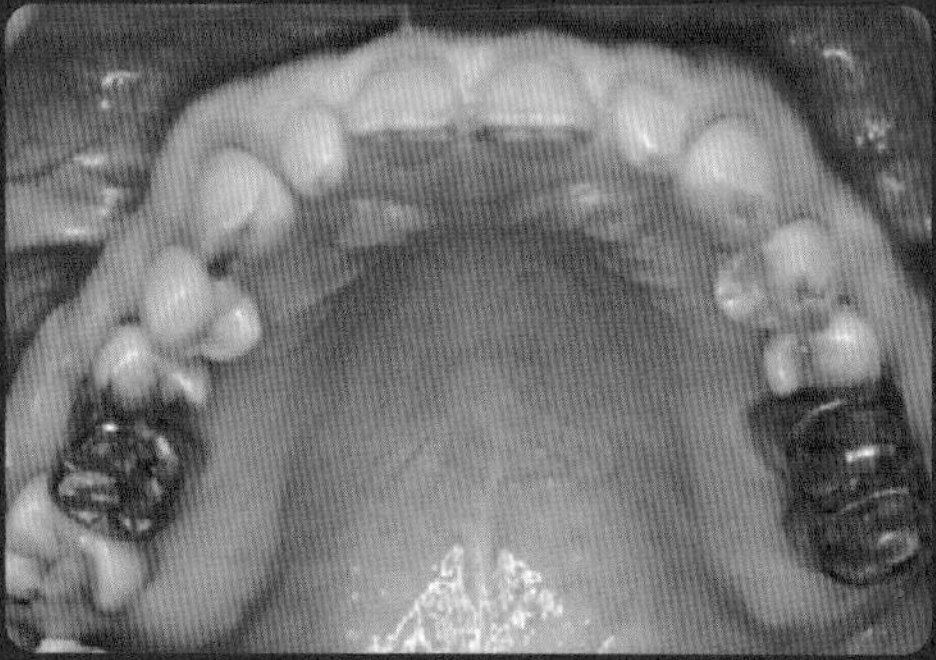

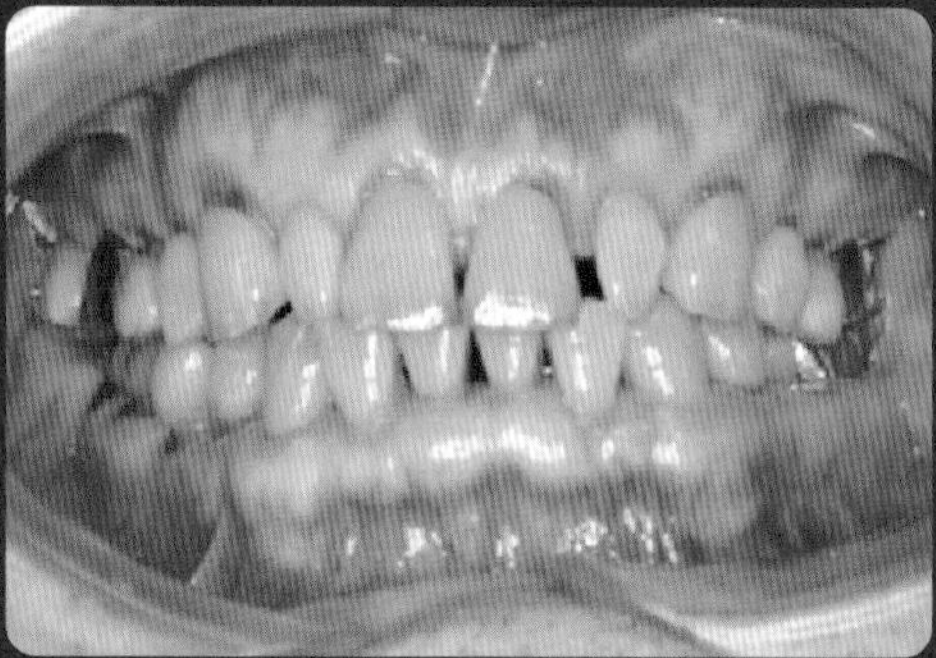

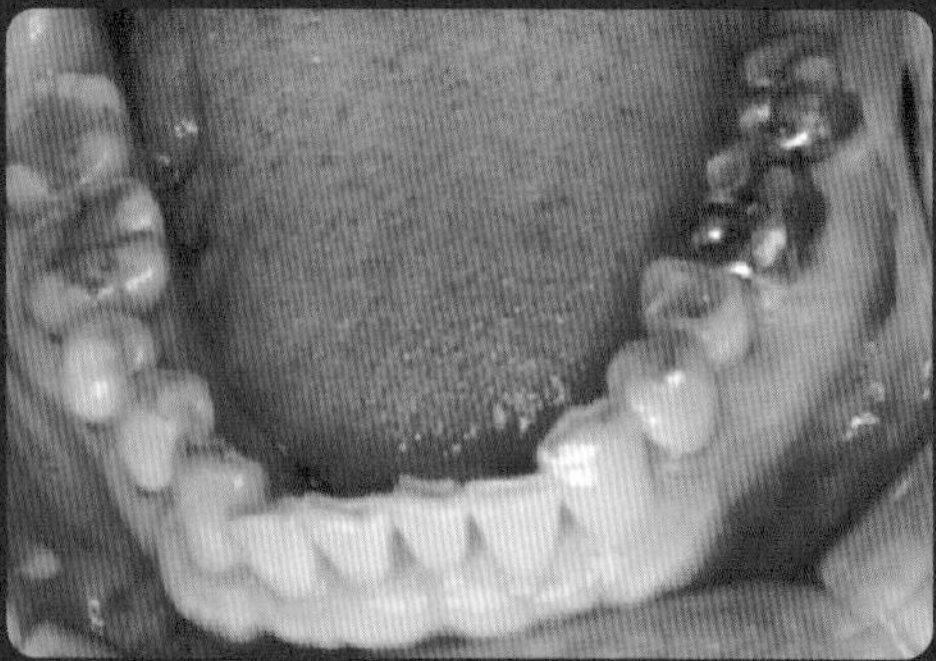

はじめに

皆さんは「予防歯科」という言葉をご存知ですか。

「そういえば、《予防歯科から生まれたクリニカ》という歯磨き剤のCMを見たな」

「歯医者の待合室に《矯正歯科、予防歯科、インプラント》などと書いてあったような……」

そんなことを思い出す人が多いかもしれません。でも、予防歯科ではどんな診療をするのか、具体的なイメージがわかないのではないでしょうか。

実は、予防歯科は正式な診療科の名前ではありません。医療法で定められている診療科は、一般歯科、小児歯科、矯正歯科、口腔外科の4つしかないのです。

予防歯科とは、虫歯や歯周病を未然に防ぎ、口の中の健康を維持することを目的とした歯科医療を意味します。ブラッシング指導などに力を入れ、患者が自分の歯で一生、ものを噛めることを目指しています。また、歯が痛くなってから治療するのではなく、虫歯(う蝕)や歯周病にならないように予防を大切にする考え方そのものを予防歯科と呼ぶ場合もあります。

具体的には、患者は自分で歯磨きするだけでなく、3ヵ月〜半年のサイクルで歯科医院に定期検診に通い、歯磨きなどで除去できない歯石を取るなど専門的ケアを受けます。これをメインテナンスといいます。メインテナンスを継続することで虫歯や歯周病を防ぎ、あるいは進行を食い止めて最小限の治療で済ませることができるのです。

私は日本の歯科大学を卒業した後、アメリカに渡ってボストン大学歯学部の大学院で学び、歯学修士号を取得しました。帰国して臨床経験を積む中で、予防歯科の大切さに気付いたのです。当時の日本では歯科の定期検診の習慣がなく、歯が痛くなってから、または歯がかなり崩壊してから来る患者ばかりでした。私はアメリカで学んだ最先端の技術で患者を治療していましたが、いくら精巧な技術で治療しても患者が定期検診に来ないので、治療後のよい状態を保てません。患者は虫歯や歯周病になる生活習慣を改めているわけではないので、何年かすると虫歯を再発してしまうのです。再発すれば元の木阿弥どころか、さらに大きく歯を削らなければなりません。そんなことを繰り返すうちに歯を失うことになってしまいます。治療するだけでは、年月と共に歯を失ってしまい、根本解決にはならないと思いました。

そんなときに予防歯科の考え方を知ったのです。予防することで自分の歯を残せば、高齢になってもものを噛むことができ、全身の健康を維持することができます。予防歯科こそ歯科医療の本質だと思い、自分の歯科医院を開業するときには、予防歯科をメインにやろうと決意しました。１９９７年に東京・世田谷の豪徳寺駅前で開業して以来26年間、一般歯科治療は行うも、予防歯科を根底に一筋でやってきました。

開業当初は予防歯科の考え方が定着していなかった時代ですので、理解を得るのに苦労しました。しかし、予防歯科を実践することで「再び虫歯にならない」「自分の歯を残せている」「ものが噛めるようになった」と実感する患者が増え、継続的にメインテナンスを受けてくれるようになったのです。そして、家族や友人に当院を紹介してくれるようになり、今では受診患者の3分の2は定期検診が来院目的になっています。

メインテナンスを続けていれば、虫歯や歯周病になるリスクが低くなり、歯が痛くなるときがほとんどありません。自分の歯を残せれば、入れ歯やインプラントにしないで済みます。トータルで見ると、生涯にかかる歯科医療費が低く抑えられるでしょう。また、最近の研究で虫歯菌や歯周病菌など口腔内の細菌が、誤嚥性肺炎や糖尿病、動脈硬化などの発症や重症化に関係していることがわかってきました。口腔内の健康を保つことは、全身の病気の予防にもつながり、健康寿命が延びることに貢献します。予防歯科はよいことばかりなのです。

26年前に比べると予防歯科という言葉を知っている人が増えたように感じます。しかし、予防歯科の大切さやメリットについては、まだ多くの人に伝わっていないのではないでしょうか。自分の歯を残す重要性を広く知っていただきたいと思い、本書を出版しようと思いました。

本書では、予防歯科がなぜ大切なのか、一生自分の歯を守るために何が必要かを提案していきます。そして、私が26年間歯科衛生士などスタッフと共に行ってきた予防歯科の具体的な取り組みを紹介します。また、患者自身によるセルフケアを行うときの疑問についても取り上げました。歯と全身の病気との関係についても詳しく説明します。そのほか、予防歯科をもっと定着させるために必要なことを提言しています。

本書をきっかけに予防歯科に関心を持っていただき、1人でも多くの人が「自分の歯で一生、ものが噛める」という予防歯科の目標を達成できることを心から願っています。

2023年4月

医療法人社団友優会　江崎デンタルクリニック　理事長　江崎友大

目次

第2章

歯を残すために歯科医院がやるべきこと

健康寿命を延ばすための予防歯科という選択

第3章

歯を残すためにあなたができること

予防歯科を日々の習慣にするために

第4章

自分の歯をケアすることが全身の健康を守ることに！

最新の研究でわかった歯周病と全身の病気の関係

第5章

チーム医療によるメインテナンス
歯を守るための5つのステップ

第6章
歯の健康寿命を延ばすために
予防歯科一筋26年の歯科医師からの提言

第1章

自分の歯を残すことが、なぜ健康に大切か？

70代で歯が20本残っている人、歯がない人の違い

70代は健康な老後を過ごすターニングポイント

人生100年時代と言われ、日本人の平均寿命は延びる一方です。超高齢社会となり、いかに老年期を健康に過ごすかが重要になっています。

今、注目されているのは70代の過ごし方です。書籍のタイトルや週刊誌の見出しで「70歳が老化の分かれ道」「75歳の壁を越えよう」「健康寿命を延ばすために70代でやるべきこと」などを見かけます。70代はまだ体力や気力が衰えていない《最後の活動期》です。高齢者医療の専門家は、70代の過ごし方で一気に衰えてしまうのか、若さを保てるのかの差が出てくると指摘しています。70代になっても趣味や仕事などの生きがいを持ち、肉などのタンパク質をしっかり摂り、散歩やスポーツなど適切な運動を続けていれば、80代以降を元気に過ごせると提案しています。

自立して生活できる健康寿命を延ばすことが重要なのは言うまでもありません。歯科医師である私が言いたいのは、肉などのタンパク質を十分に摂るためには、70代でも自分の歯が残っていることが大事だという点です。

自分の歯で食べ物を噛むことで、胃や腸での消化・吸収がよくなり、全身に栄養が行きわたります。しっかり噛むことができなければ、柔らかい食材や汁物などに偏ってしまい、栄養バランスが崩れてしまうでしょう。よく噛めないことで栄養不足となり、体力や免疫力が落ちていき、病気にかかりやすくなり、要介護の状態になってしまうケースが少なくありません。

70代でしっかり噛める自分の歯がどれだけ残っているのかは、その後の人生を左右すると言ってもよいほど重要なことなのです。

70代前半で自分の歯が20本以上残っているのは6割だけ

成人の歯の本数は28本、親知らずを入れると32本です。20本以上の歯があれば、ほとんどの食べ物を噛み砕くことができるため、高齢になっても20本以上の歯を維持するように推奨されています。

厚生労働省が行った２０１６年の「歯科疾患実態調査」によると、70～74歳で20本以上の歯が残っているのは63・４％です。約40％の人は20本以下となっています。年齢を重ねるにつれ、20本を維持できている人は減っていきます。80～84歳では44・２％に、85歳以上では25・7%へと低下。どんどん歯が失われていってしまうのです。

1人当たり平均何本の歯が残っているかの調査項目を見ると、70~74歳で19・7本、75~79歳で18・0本と、本来ある歯より約10本も少なくなっています。85歳以上では10・7本と、自分の歯が3分の1近くに減っているのです。

では、歯を失った場合にどうするのかといえば、義歯（入れ歯）やインプラントを装着することで、天然歯（自分の歯）の代替として使うことになります。「歯科疾患実態調査」では、70~74歳で義歯などを入れていない人は24・5%に過ぎません。4人のうち3人は義歯を使用していたり、歯に詰め物や被せ物をしていたりするのです。

「自分の歯が残っていなくても、入れ歯があるなら食事はできるし、そんなに問題はないのではないか」と思っている人も多いでしょう。でも、天然歯と義歯では機能がまったくと言ってよいほど違うのです。

おいしく食事できる天然歯

歯の一番大事な機能は食べ物を噛み砕くことです。天然歯と義歯では、噛み砕く力が

図1　年代別20本以上残っている人の割合

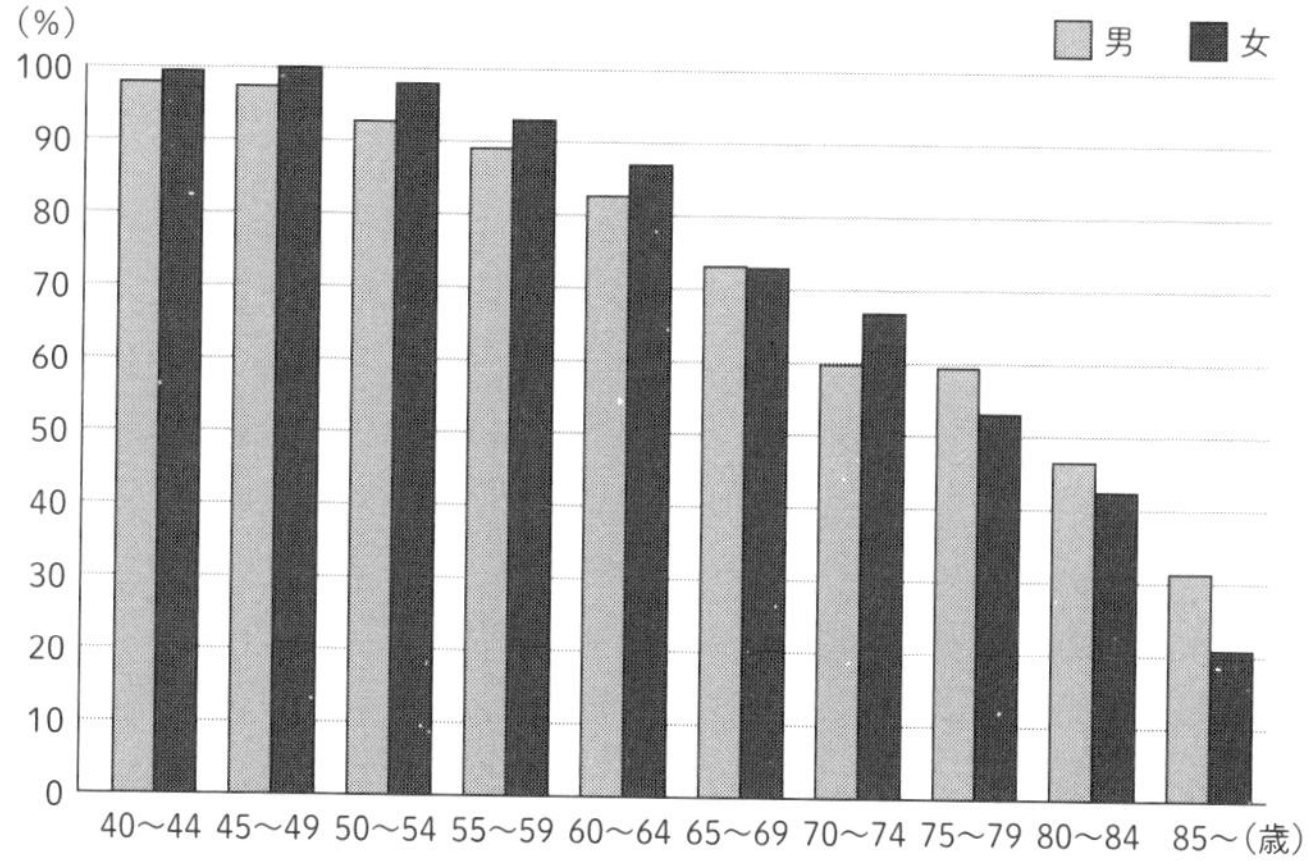

出典：「歯科疾患実態調査」

図2　年代別1人当たりの残存歯数

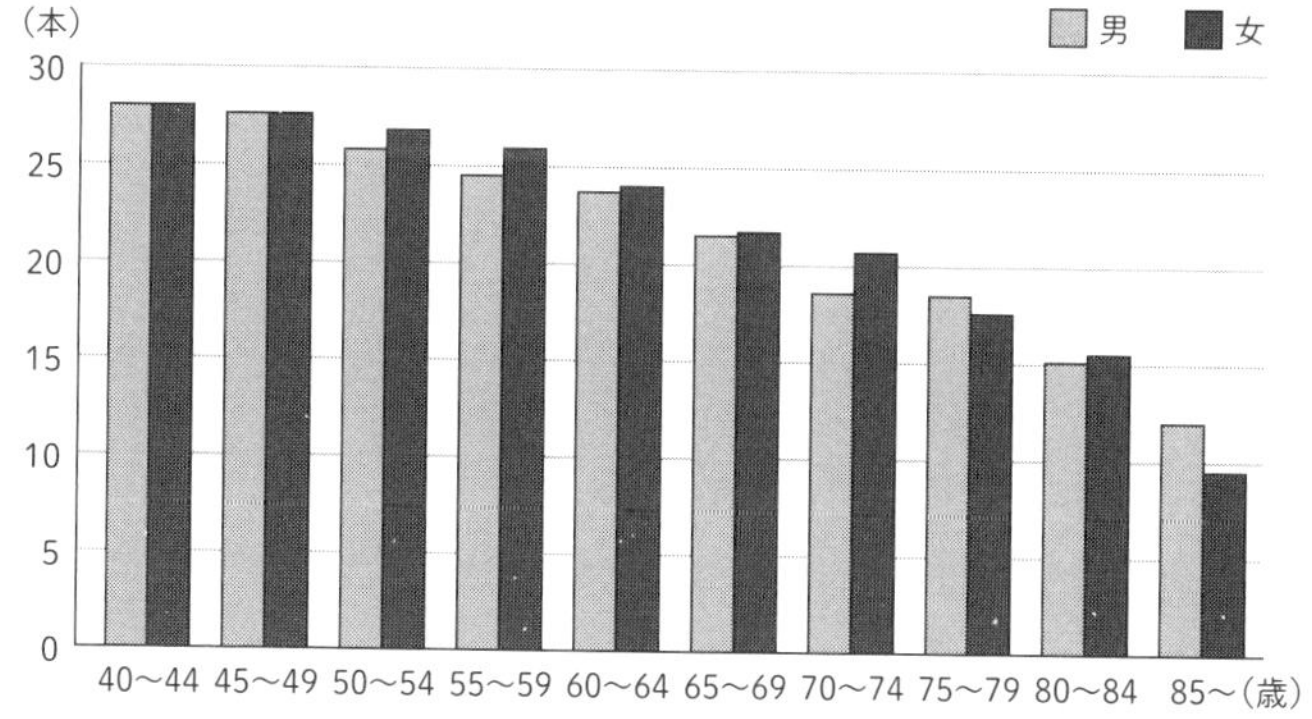

出典：「歯科疾患実態調査」

図3　年代別義歯の装着状況

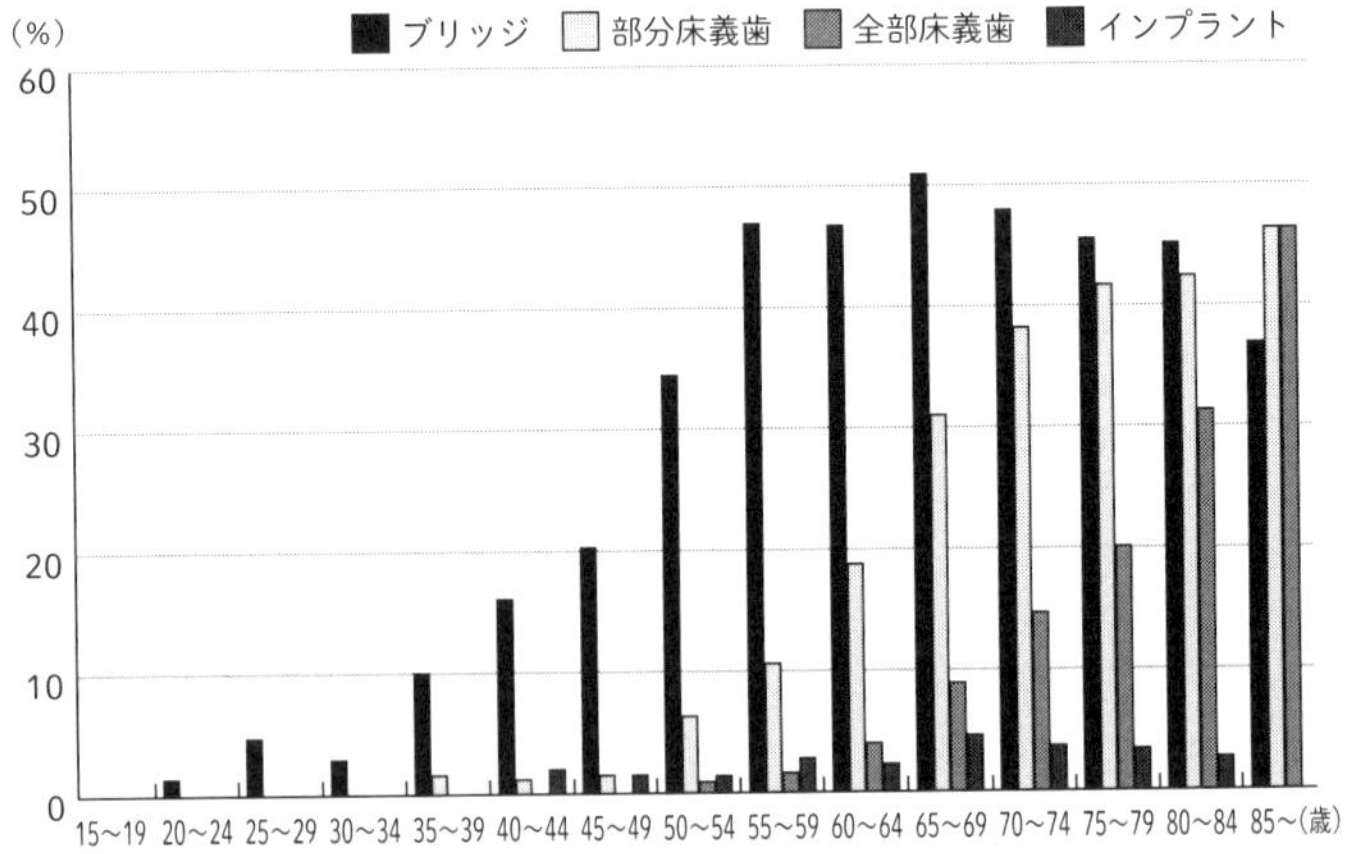

出典：「歯科疾患実態調査」

まったく違います。天然歯が多く残っている高齢者は、義歯使用の高齢者の6倍ほど咀嚼能力が高いという調査結果があります。

義歯でも食事はできますが、噛み砕く力が弱いため、胃腸に負担をかけることになります。義歯を使用している本人は、肉を噛んでいるつもりでも、噛み切れずに呑み込んでしまっているのです。

また、食事を味わうという面でも、義歯は天然歯にかないません。

天然歯には歯根膜が存在しています。歯と骨（歯槽骨）の間にあり、歯を歯槽骨に固定するほか、歯にかかる圧力を吸収するクッションの役割も果たしています。そして、歯根膜には知覚神経が存在し、食べ物を噛んだときに硬さや柔らかさ、弾力性などの噛み応え、ドロドロやネバネバ、シャキシャキなどのさまざまな食感を感じ取っているのです。

ところが義歯には歯根がなく、当然ながら歯根膜もありません。食感を感じにくくなり、おいしく食事をするという点でも天然歯に劣ってしまうのです。

天然歯が多く残っていると転倒や認知症のリスクが低下

天然歯が多く残っていることは、口腔内の健康及び転倒や認知症にも影響を与えます。

天然歯の場合、歯根膜には血管が通っていて、歯茎、骨、歯根膜の3方向から血液の供給を受けています。義歯の場合、歯根膜がないので2方向からしか血液が供給されません。細菌と闘う免疫細胞は血液によって運ばれるため、義歯の周辺は感染に対する防御力や抵抗力が天然歯よりも劣ってしまいます。義歯の周辺は、炎症が起きるリスクが高くなるのです。

また、歯根膜には食べ物の硬さを感じるセンサーがあるので、硬いものを食べるときは強く噛み、柔らかいものを食べるときには弱く噛むということを自然に行っています。ところが義歯には歯根膜がありません。必要以上に強い力で噛んでしまい、咬合性外傷という症状が出てくることがあります。歯茎に炎症が起きるので、歯周病のリスクが高まります。

また、高齢者の転倒は介護が必要になるきっかけになり、健康寿命を延ばすには転倒予防が大切だと言われています。65歳以上の1700人余りを対象にした調査では、天然歯が19本以下の人は、20本以上ある人に比べ、3年後の転倒リスクが2・5倍高かったそうです。歯を失うことで頭部の平衡感覚が不安定になり、体全体の重心が不安定となって転びやすくなると推定されています。

歯と認知症の関係も、近年、注目されています。名古屋大学医学部口腔外科の調査では、健康な高齢者の残存歯数が平均9本なのに対して、アルツハイマー型認知症の高齢者は3本でした。また、厚生労働省の研究班のデータでは、20本以上歯が残っている高齢者に対し、歯が数本で義歯を使っていない高齢者が認知症を発症するリスクは1・9倍でした。

こうした結果から、天然歯で噛むことで歯根膜から脳へ刺激が伝えられ、脳の認知機能が活性化されていると考えられています。

天然歯は神様からのプレゼント。人工物では再現不可能！

今まで説明してきたように、天然歯は人工的に作られた義歯よりも圧倒的に優れています。しかも、一度失われた天然歯は二度と手に入りません。天然歯を再生させることはできないのです。

そもそも天然歯の形態は神様が作った芸術品ではないかと思えるほど、実に精巧にできています。歯の膨らみは、食べ物を歯と歯の間や歯と歯茎の間に詰まらせることなく、スムーズに流れるように設計されているのです。

ところが、虫歯などにより歯の形態が少しでも崩れてしまうと、絶妙なバランスが失われてしまいます。私たち歯科医師や歯科技工士は、元の歯の形に復元しようと一生懸命に努力しますが、どんなに努力しても神様が作ったものにはかないません。

天然歯は耐久性にも優れています。本来、天然歯は一生保てるようにできているのです。義歯は人工物ですから、素材の劣化は避けられません。例えば、虫歯治療で穴が空いた部分にさまざまな素材の詰め物や被せ物をします。岡山大学の森田学教授の調査では、レジン（プラスチックの詰め物）が5・2年、インレー（金属の詰め物）が5・4年、クラウン

（金属の被せ物の歯）が7・1年、ブリッジ（つながった金属の冠）が8・0年と、平均使用年数が10年以下なのです。

このように、天然歯はかけがえのないものであり、どんな義歯でもその役割を代替することができません。天然歯をできるだけ残すことが一番重要なのです。

歯を失う原因は歯周病と虫歯

かけがえのない天然歯が失われてしまう原因は何でしょうか。

2018年に8020推進財団が行った第2回永久歯の抜歯原因調査によると、第1位は歯周病で37・1％。第2位は虫歯(う蝕)で29・2％、2つを合わせると66・3％と大半を占めています。

ここで歯周病と虫歯について、簡単な説明をしておきましょう。

歯周病は歯茎が腫れる歯肉炎と歯槽骨まで炎症が及ぶ歯周炎の総称で、細菌の感染によって引き起こされる炎症性疾患です。30歳以上の成人の80％がかかっているとされ、ま

図4　歯が抜ける原因

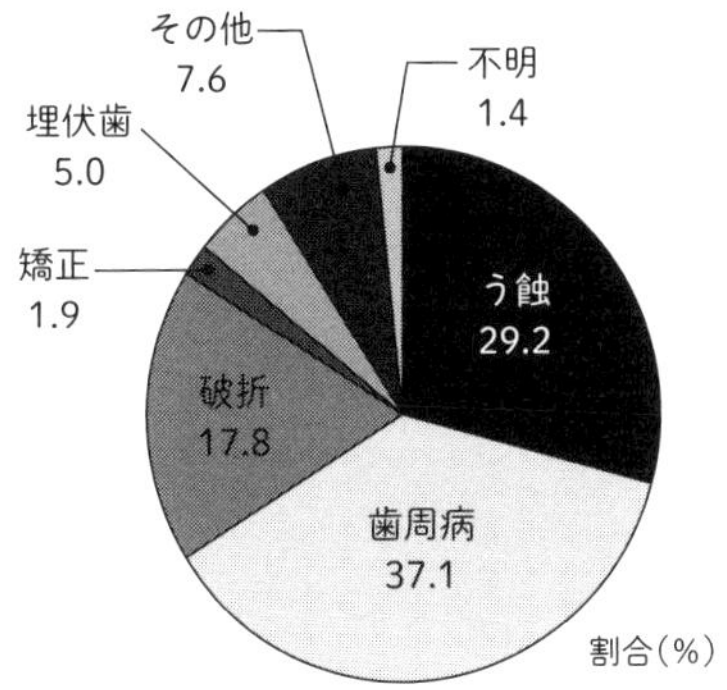

出典：8020推進財団の永久歯の抜歯原因調査

さに国民病と言ってよいでしょう。

歯周病の直接的な原因は歯周病菌です。

口の中には400〜700種類の細菌がいます。ブラッシングなどで清掃が行き届いていないと、歯の表面に付着してバイオフィルムというネバネバした状態の細菌集団を形成します。それが、歯垢（プラーク）です。歯垢は生きた細菌の塊で、歯垢1㎎の中に約10億個の細菌がいるとされ、その中に歯周病菌が多く存在しています。

歯垢をブラッシングで取り除かないと硬くなって歯石となり、ブラッシングだけでは除去できなくなります。歯石の表面はざらざらしているので、さらに歯垢がつきやすくなり、大きくなっていきます。

歯と歯肉の境目に歯肉溝と呼ばれるすき間があり、その付近に歯垢や歯石が溜まると、歯周病菌が棲みついて炎症を起こし、歯周組織を破壊しながら奥へと進んでいき、歯周病が進行していくのです。歯周病の進行は次の通りです。

1　歯肉炎

歯周病は、まず歯肉溝に細菌が停滞して炎症を起こし、赤くなったり腫れたりします。これは、歯周病菌を追い出そうとする体の防御反応です。歯肉炎では歯ブラシに血がにじむ程度です。この時点では痛みがありません。

2　初期歯周炎

歯垢（プラーク）がさらに歯と歯肉の間に入っていき、歯肉溝が深くなって歯周ポケットができます。歯肉の炎症や腫れが続き、歯が浮いた感じになります。炎症で歯肉の一部が退縮して歯の根元付近が露出してきます。歯周ポケット4㎜〜5㎜。

3　中期歯周炎

歯垢（プラーク）が歯根の先端へと入り込み、炎症が悪化。歯肉が痩せてブヨブヨになり、歯と歯の間の歯肉も下がり、食べ物が歯にはさまりやすくなります。口臭も生じます。歯周ポケット5㎜以上〜6㎜以内。

4　末期歯周炎　歯周ポケット6㎜以上。

歯肉がさらに下がり、歯を支える歯槽骨がほとんどなくなり、歯根が露出。歯肉から膿や血が出ることも。歯は大きくぐらつき、最後は自然に抜け落ちてしまいます。

虫歯（う蝕）は、歯垢の中に含まれる虫歯菌が酸を産生し、歯の表面のエナメル質を溶かし、セメント質から象牙質まで進行していきます。

虫歯になる原因は1つではなく、虫歯菌の数、糖分の摂取頻度、歯の質や歯並びなどの原因要素が重なり合うことで発症します。

糖分の摂取頻度については、歯の「脱灰」と「再石灰化」の働きが関係しています。食事や間食をすると、虫歯菌が糖分を分解して酸を出すため口の中が酸性に傾き、エナメル質からミネラル分が溶け出します。これを「脱灰」と呼びます。しかし、唾液には酸性に傾いた口の中を中性に戻す能力があり、唾液中に含まれるミネラル分がエナメル質に取り込まれ、脱灰した部分が修復されます。これが「再石灰化」です。食事や間食などの間の時間が短いと再石灰化ができず、虫歯になりやすくなります。チョコレートやポテトチップス、ジュースなどを「ながら食い」していると、再石灰化ができず虫歯になる可能性が

図5　脱灰と再石灰化

1日の口の中のpH値の変化

〈1日3食と間食を1回とった人〉

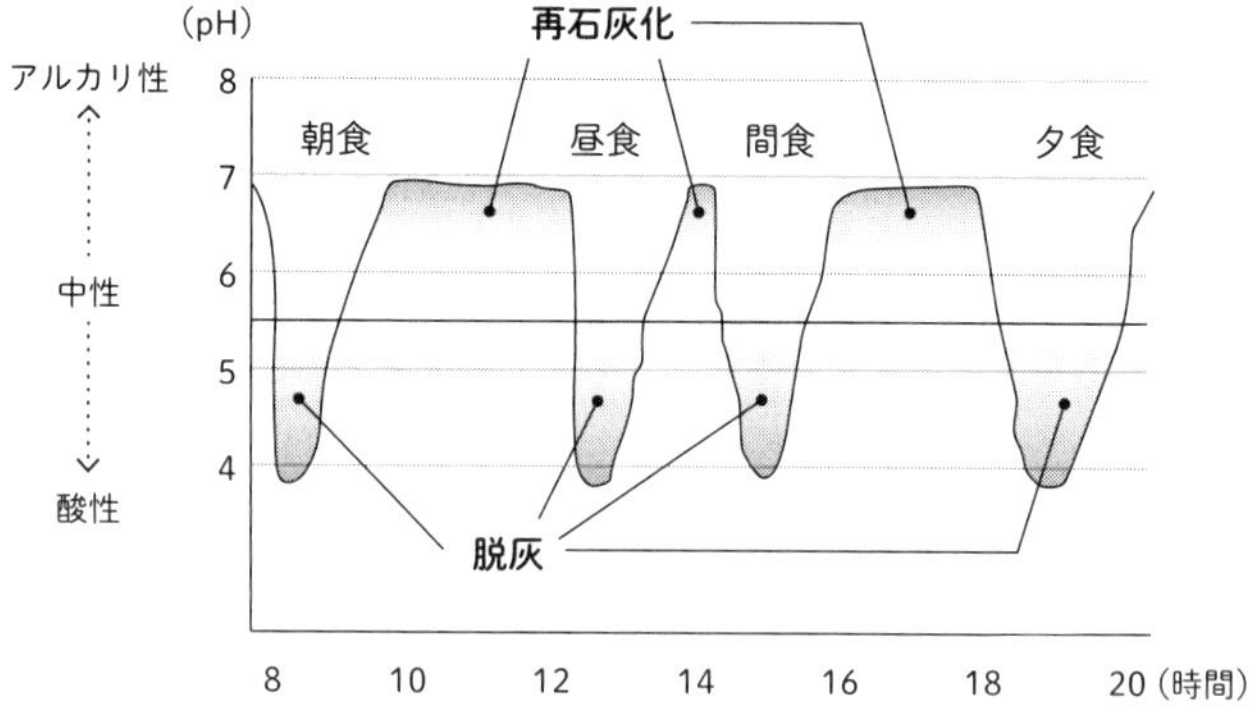

〈1日3食と間食を4回とった人〉

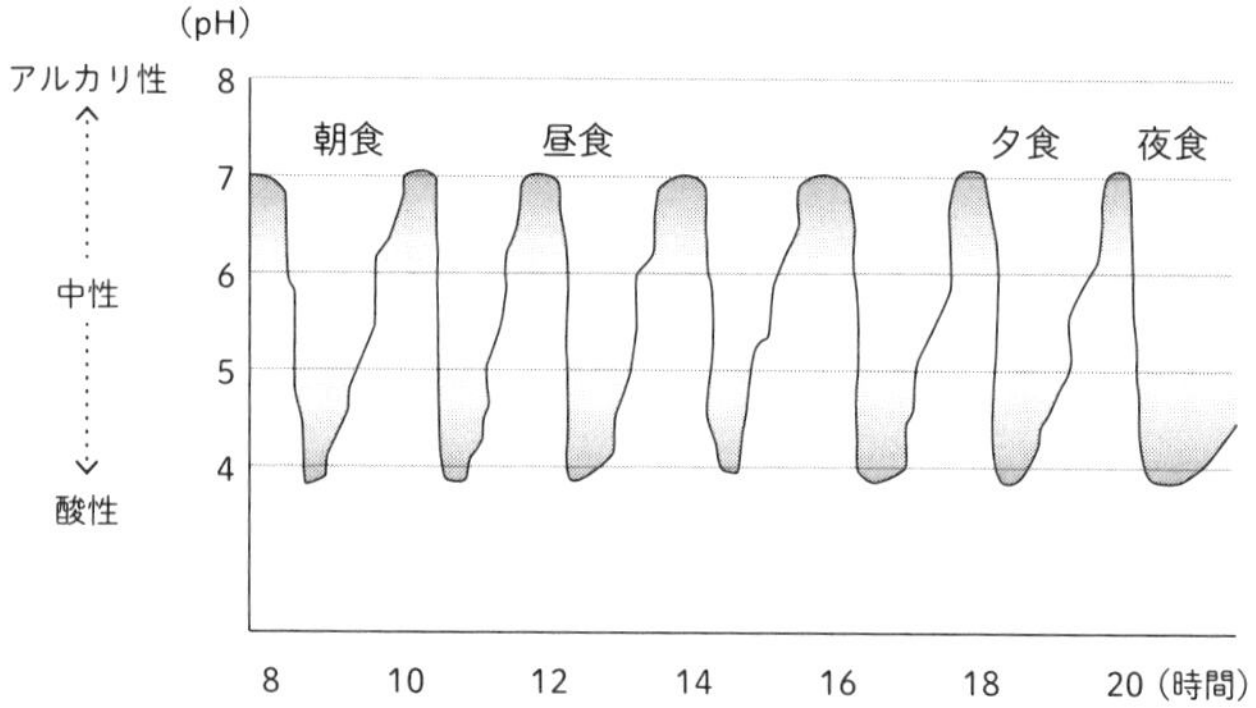

出典：『図解 むし歯 歯周病の最新知識と予防法』倉治ななえ

高くなります。

虫歯の進行は次の通りです。

C1　エナメル質がう蝕になっていますが、痛みがなく、よく観察しなければ発見できません。

C2　う蝕が象牙質に達しています。痛みがあり、虫歯に気付くことになります。歯の表面に小さな穴が空くことがありますが、内部でう蝕が大きく広がっているケースも少なくありません。さらに進行すると、象牙質の内部の歯髄（神経）にまで達してしまいます。

C3　歯髄に虫歯菌が感染を引き起こして強い痛みが発生します。

C4　エナメル質と象牙質が溶けて歯根だけとなり、抜歯が検討されます。

全身の病気にも悪影響を与える万病の元、歯周病

歯周病によって歯を失うリスクが高くなることを知っていても、命に関わるような病気

を発症する引き金になることを理解している人は少ないでしょう。歯周病菌や歯周病の炎症で産生される炎症性物質などが血液と共に全身を駆け巡って、さまざまな病気の発症や重症化に影響していることが最近の研究でわかってきています。

歯周病との関係が最も明らかになっているのが糖尿病です。糖尿病は、血糖値を下げるインスリンの働きが低下して、常に高血糖の状態になる病気です。糖尿病患者は歯周病にかかりやすく、歯周病にかかっていると糖尿病が重症化しやすいことが、さまざまな研究でわかっています。

糖尿病にかかっていると免疫力が低下しているので、歯周病菌の増殖を抑えきれず歯周病にかかりやすくなります。

そして、歯周病にかかっていると歯周病菌が血液に乗って全身を巡り、血糖値を下げるインスリンの働きを妨げるため、糖尿病が重症化しやすくなります。歯石を除去するなど歯肉の炎症を抑えると血糖値も下がるという臨床研究が数多く報告されているのです。

また、歯周病菌が血管壁に入り込むと、炎症を起こして動脈硬化を促進します。動脈硬化が進行すると、心臓の筋肉に栄養を送る冠動脈が狭くなったり詰まったりして、狭心症や心筋梗塞が起きます。

高齢者の死亡原因となることで知られている誤嚥性肺炎にも、歯周病が影響しています。食べ物や唾液が誤って肺に流れ込むことで起きる誤嚥性肺炎ですが、口の中の歯周病菌が肺に入ることが重大な原因の１つとされているのです。

そのほか、妊婦が歯周病にかかると、子宮収縮を促す酵素を増加させ、早産や低体重児出産のリスクが高まるとされています。

歯周病が全身の病気に与える影響については、第４章で詳しく紹介しますので参照してください。

70代で天然歯が20本以上残っている人は人生が快適に！

70代まで天然歯を20本以上残せていれば、健康への不安が少なくなります。自分の歯で噛んで食事できるので栄養状態がよく、噛むことで脳へ刺激が伝わって認知症になるリスクが低くなります。口腔内を清潔に保っているので、歯周病菌が少なく糖尿病や心臓疾患、誤嚥性肺炎などのリスクも軽減されていると言えるでしょう。

そして、何より生活を楽しむことができます。20本以上の天然歯があれば、硬いものも食べられます。レストランでステーキやフランスパンを味わうことができ、居酒屋でお酒のおつまみにスルメや酢だこを食べるのもＯＫ。おやつにおせんべいをバリバリと音を立てて食べることもできます。好きなものを自由に食べられるのは、幸せなことに違いありません。そして、さまざまな料理を味わえることで、豊かな食生活が送れます。

さらに、何でも食べられれば、友人、知人との外食も楽しみになります。笑顔で会話も弾むでしょう。旅行に出かけても、旅先の名物を食べる楽しみが増えます。仕事をリタイアしてできた自分の時間を、快適に楽しく過ごすことができるでしょう。

ところが義歯の場合、硬いものは食べられず、義歯に不具合があれば食べこぼすようなことも出てきがちです。外食を避けるようになり、他人との会話の機会が減ってしまいます。義歯の不具合で旅行を控える人もいると聞きます。友人や知人との触れ合いが少なくなることで、生活の楽しみが減るだけでなく、結果として認知症のリスクを高めることにつながってしまうのです。

治療に行けば行くほど歯を失ってしまう
歯の詰め物や被せ物の歯科治療

70代でも20本以上の天然歯が残っているのが理想ですが、実現できているのは6割ほどしかいません。そして70代以降、どんどん歯が失われていっています。本来、一生保てるはずの天然歯が高齢になるにつれ、失われてしまうのは何故《なぜ》なのでしょうか。

歯を失う主な原因である虫歯も歯周病も、最初は痛みがありません。症状が進行して痛みが出てから、慌てて歯科医院に駆け込むことになります。

虫歯で歯に穴が空いて象牙質にまでう蝕が達している場合、病巣部を削って除去し、金属などの人工材料を詰めたり被せたりします。

このような治療をすることで、痛みはなくなります。しかし、精巧な詰め物や被せ物でも年月がたてば材料の劣化が進んで、わずかなすき間ができます。そのすき間に虫歯菌などが入り込むことは避けられません。治療した歯ほど虫歯になりやすいのです。

特に、削った天然歯にすっぽり被せるクラウンの場合、歯の膨らみを適切にしないと歯肉を圧迫し、歯肉を傷めることになり、歯周病にかかりやすくなります。また、被せ物と削った歯にすき間があると細菌が溜まりやすく、虫歯にもなりやすいです。

ところが、そのためには歯科医師の巧みな治療技術と材料、歯科技工の技量が必要になってくるので被せ物と削った歯が密着したクラウンがなかなか作れません。密着したクラウンを作るためには圧排《あっぱい》という処置が必要です。虫歯の歯を削った後、被せ物を作るための型取りをしますが、歯と歯肉の間の歯肉溝に圧排糸という糸を入れ、5分ほどおいてから抜くと歯と歯茎の間が離れます。または細い針の棒の電気メスで歯と歯肉の間にすき間を作ります。そのすき間に印象材を流し込んで型取りすれば、歯と歯茎の境界線がはっきりとわかるのです。

しかし、この圧排処置は麻酔と圧排操作に時間を要するためある一定時間で何人もの患者を診る歯科医院ではすべての患者に対応できるとは言えません。これらの処置が行われないと歯科技工士は歯と歯肉の境目を想像しながら作るしかないのです。その結果、クラウンと歯肉の間にわずかなすき間ができてしまい、歯垢が溜まりやすくなってしまうのです。

このように治療をした結果、虫歯や歯周病が再発することも珍しくありません。九州歯科大学の調査によれば、一度治療した歯を再び治療する再治療が、治療全体の60％を占めていました。再治療となれば、さらに天然歯を大きく削ることになり、神経（歯髄）に近くなり、神経を抜くケースが多くなります。神経の周辺には血管があり、歯に栄養を送り届けています。神経を抜くと周辺の細かい血管も取り除くことになり、歯に栄養が行かなくなるので、もろくなってしまうのです。神経を抜いた歯は、歯自体が弱ってしまい、枯れ木のような状態になってしまいます。神経を除去すれば、歯の寿命は確実に短くなります。そして、神経がないと痛みを感じないので、再び虫歯になっても気付くのが遅くなり、手遅れになりがちです。

最終的に抜歯となった場合、入れ歯を装着することになります。入れ歯の場合も、その周囲に細菌が溜まりやすいことは詰め物や被せ物と同様です。失った歯の両隣の天然歯を削って橋を渡すように装着するブリッジの場合、両隣の天然歯の硬いエナメル質が削られて柔らかい象牙質がむき出しになるうえ、その上に被せた金属と天然歯の境目に微細なすき間ができて細菌が溜まりやすくなっています。また、ブリッジを支えるために負担もかかっているので、1つの歯に対して大きな負担がかかりそれによって咬合性外傷が起こり、そしてそこを不潔にすると歯周病にもかかりやすくなってしまうのです。

削って修復する対症療法から天然歯をできるだけ残す保存療法へ

いったん歯の治療を行えば、悪循環が始まってしまいます。治療→再治療→歯の喪失というサイクルを止めるには、どうしたらいいのでしょうか。

従来の歯科治療では、痛みを止めて歯の機能や形の修理をするという治療が主流でした。虫歯なら穴の空いた病巣をきちんと取ること。虫歯になりそうな部分まで大きめに削り、きちんと詰めたり被せたりすることが最善とされていました。対症療法としては、当然のことなのです。しかし、その場限りの対症療法では、これまで述べてきた通り、治療→再治療→歯の喪失というサイクルを止めることはできません。

このサイクルを止めるには、長い目で見た根本治療が必要です。できるだけ天然歯を残すためには、時間と手間をかけなければいけません。

虫歯の治療でいえば、う蝕がエナメル質にとどまっているなら、ブラッシング指導などで天然歯を削らないで経過観察だけで済むかもしれません。象牙質まで進行していれば、歯を削らなければなりませんが、できるだけ小さめに削り、小さく詰めます。控えめに削ることで、再発した場合に削る面積を少なくしたいからです。詰め物も劣化年数を考えて長持ちする素材を選べば、再治療の回数が少なくなり、天然歯が長く保てるはずです。

う蝕が神経近くにまで達している場合、感染している象牙質を確実に削り、その後に神経を抜き、空いた穴を埋めてしまえば、仮の材料で詰めて、その日の治療は終わり歯の痛みもなくなります。しかし、天然歯の寿命を延ばすために神経を残そうと思うと、感染した象牙質をある程度まで削り、薬剤を詰めておく処置をします。数ヵ月後に状況を見ると、防御反応で象牙質が硬くなっていて神経を抜かないで済むかもしれません。この場合は軽度の虫歯や初期の小さな虫歯に限ります。このように神経を残すためには時間と手間がかかるうえ、100％残せるわけでもないのです。

しかし、そのときの痛みをなくすだけの、その場限りの対症療法ではなく、天然歯をできるだけ残す根本療法こそが必要ということを、歯科医師も患者も意識しなければ、治療→再治療→歯の喪失という悪循環を断ち切ることができないでしょう。

通院している患者の大半は天然歯が20本以上！

当院ではできるだけ天然歯を残す方針でやってきました。2017年に10年以上定期的にメインテナンスに通っている患者161名を調査したところ、20本以上天然歯が残っている人が142名と88％を占めていました。

また、2020年にメインテナンス歴10年以上の患者379名を対象に残存歯数を調査

図6　年代別１人当たりの残存歯数

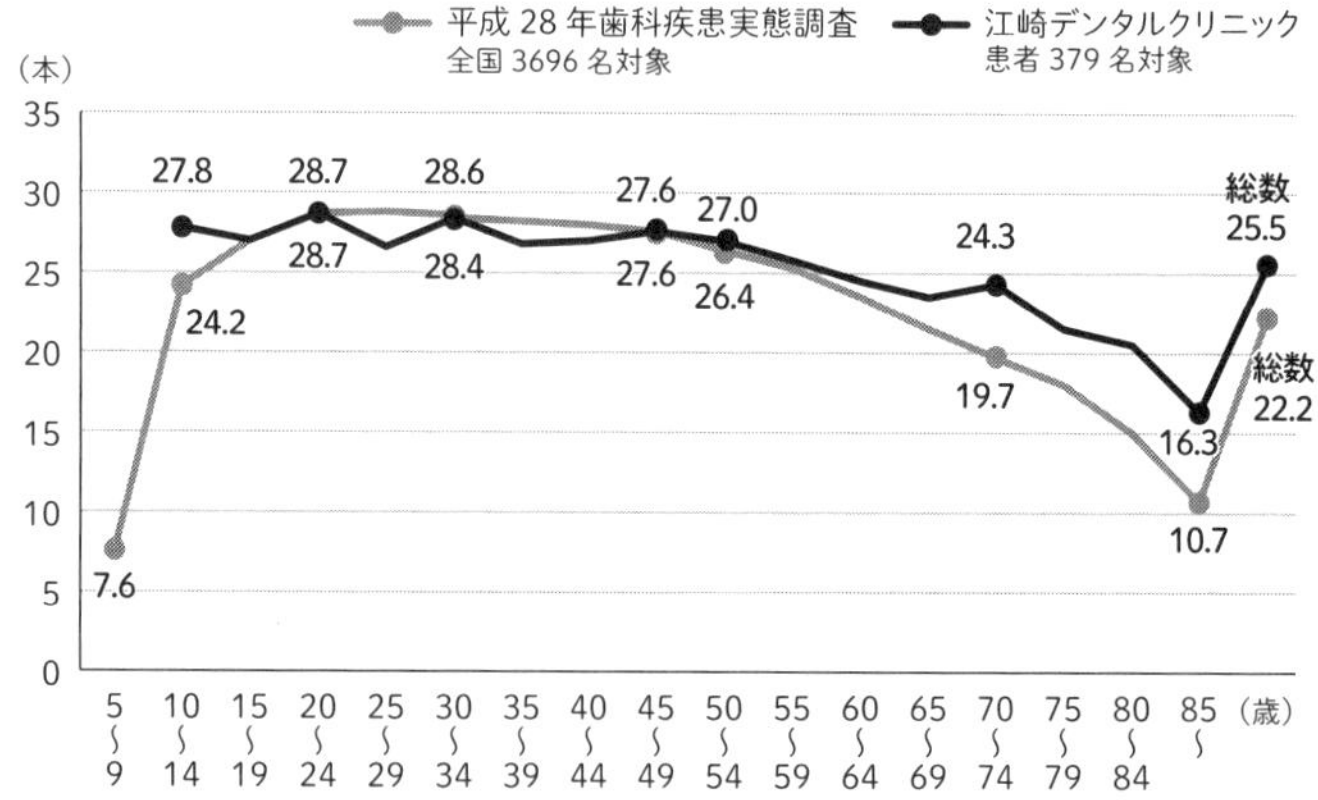

江崎デンタルクリニックと歯科疾患実態調査との比較表

しました。２０１６年の歯科疾患実態調査では70～74歳が19・7本に対し、当院では24・3本、75～79歳が18・0本に対し22・1本、80～84歳が15・3本に対し22・1本と、いずれも当院の患者のほうが上回っています。

当院がこのような実績を残せているのは、天然歯をできるだけ残すという方針で患者の意識改革を根底にブラッシング指導などに力を入れる予防歯科を実践してきたからです。

次章では、なぜ私が予防歯科の道を進むようになったのかを紹介しようと思います。

第2章

歯を残すために
歯科医院がやるべきこと

健康寿命を延ばすための予防歯科という選択

ボストン大学留学への道

1982年に福岡歯科大学を卒業した私は、腕がいいと評判の福岡市郊外の歯科医院に勤務することになりました。1日100人以上の患者が来院し、2～3人の歯科医師が診療する体制でした。患者が座るユニットが6台あり、1人の歯科医師が複数の患者を同時に掛け持ちで診療します。1人の患者に麻酔をかけたら、麻酔が効くまでの間に別の患者を診るという具合です。待合室には患者があふれていて、とにかく効率よく診療しなければいけません。1人の患者にかけていた時間は10分程度。短時間で診なければいけないので、泣きわめく子どもが来ると母親と歯科助手が押さえつけ、開口器という機械で無理やり口を開けさせて治療します。子どもは泣き叫び、傍らの母親もボロボロ泣く中で治療していました。今振り返ると、そんな環境でよく診療していたなと思いますが、当時は患者の多い歯科医院ではそれを行わないとうまく回りませんでした。

働き始めて3年目に、東京で開講される歯科医師対象の「国際デンタルアカデミー・ポストグラジュエートコース」に月1回通わせてもらえることになりました。アメリカのインディアナ大学大学院を修了し、その後UCLAの客員教授としても活躍された保母須弥也先生が主催するセミナーです。

保母先生のセミナーには50人ほどの若い歯科医師が参加していましたが、卒業時に私が最優秀賞（金賞）をいただきました。そのとき、保母先生から「どこでも推薦状を書くから、勉強しにアメリカに行ってみないか」と声をかけられたのです。私なりに調べてボストン大学に行ってみたいと申し出ると、保母先生は旧知のボストン大学歯学部大学院補綴《ほてつ》科主任教授のロナルド・グレンジャー先生に推薦状を書いてくださいました。

治療技術を高めたいと勤務後に専門書を読んで勉強していた私にとって、留学は願ってもないチャンスです。善は急げと福岡の歯科医院を辞めてアメリカに渡ったのですが、入学に必要な英語検定試験ＴＯＥＦＬの点数が足りずに苦労しましたが、親切な家庭にホームステイできたおかげで、ＴＯＥＦＬの点数が徐々に伸びていきました。結局、渡米後1年半で英語の先生が改めてグレンジャー先生に合格点の推薦状を書いてくださり、ボストン大学歯学部大学院補綴科で学べることになったのです。

ボストン大学で超一流の先生に師事

ボストン大学歯学部大学院ではグレンジャー先生が私を受け入れてくださり、3年かけて補綴専門医の資格を取りました。補綴とは、歯が欠けたり無くなったりした場合に、被せ物や義歯（入れ歯やブリッジ）などの人工物で補うことです。補綴歯科治療は当時のアメリカでも歯科医療の中心分野でした。

ちなみに、日本とアメリカの専門医制度はまったく違います。

日本では大学の歯学部や歯科大学を卒業し、国家試験に合格すると歯科医師の免許が与えられます。国家資格であり、資格がないのに診療を行ったり、開業したりすることはできません。

一方、小児歯科専門医、口腔外科専門医、インプラント専門医などを名乗る歯科医師も多いですが、こちらは国家資格ではありません。歯科のさまざまな分野で専門の学会が複数あり、それぞれの学会が独自に認定しているのです。基準もバラバラで、症例を幾つか発表すれば専門医に認定される場合もあります。

アメリカでは一般歯科医のほかに、公的な専門歯科医の資格があります。大学院の歯学部で専門課程を履修し、試験に合格しなければいけません。補綴専門医以外に歯周病専門医、矯正専門医、口腔外科専門医、歯内療法専門医などがあり、複数の専門歯科医の資格を取得する人もいます。アメリカでは簡単な虫歯なら一般歯科医、難症例なら専門歯科医といった大まかな分業になっていると言えるでしょう。患者は一般歯科医に行くか、専門歯科医に行くか自分で選べます。当然、専門歯科医は知識も豊富で技術レベルも高いのですが、診療報酬もかなり高くなるのです。

私は苦労しながらも補綴専門医の資格を取得したのですが、せっかく留学したのだから修士課程に進んで学位も取ろうと、さらに2年間勉強を続けることにしました。

修士課程ではロバート・ステイン先生に師事しました。グレンジャー先生も補綴で世界的にトップクラスの歯科医師でしたが、ステイン先生も歯周に適応する歯の被せ物やブリッジの作り方やセラミック（被せ物などで使用する陶材）の色をより歯の色にマッチするように開発研究した、補綴の世界のパイオニアのお一人です。

ステイン先生は教え子のことを思うため、指導は厳しい先生でした。しかし、親日家であり、私はとてもよくしてもらいました。

ボストン大学歯学部の客員教授にもなった桑田正博さんという有名な歯科技工士がいま

すが、ステイン先生は桑田さんと一緒に研究をしていました。桑田さんは、1957年に行われた日本で初めての歯科技工士の国家試験に合格。歯科技工士の専門学校から派遣されてアメリカに渡り、全米各地で活躍されました。中でも金属に白い陶材を焼き付ける「金属焼付ポーセレン」という技術を開発したことで、世界的に評価されたのです。そんな彼を高く評価して、親日家になったのです。

ステイン先生は、日本の大学の歯学部の教授と違い、論文を書くだけでなくプライベートオフィスで臨床も行っていて説得力がありました。私が師事したときは70代と高齢でしたので実際の施術は見学できませんでしたが、前に行った症例のスライドをたくさん見せてもらいました。

ステイン先生は「将来日本に帰ったら、歯科医師や学生たちに教えることになるのだから」と教え方も助言してくださいました。「スライドはきれいに撮ること。口の中に唾液の泡が少しでも付いていたらきれいに撮れない」「歯の模型も紙やすりで磨いてから撮るように」と細かく教えてくれるのです。話し方についても、「スライドに顔を向けるのではなく、聴講生のほうを向いてしゃべるように」「用意した原稿を読むのはダメ、聴講生の顔を見て話すように」などと教わりました。

ボストン大学で私が学んだこと

大学での私の修士論文のテーマは「セラモメタルクラウンの適合検査」というものです。被せ物であるセラミックのクラウンが、きちんと合っているかどうかを顕微鏡で見て分析しました。実験に使うセラミックのクラウンは、通常は歯科技工士に依頼するのですが、ステイン先生は「自分で作りなさい」と言うのです。自分で作れば材料の知識が深まるし、歯科技工士の技術についても理解ができるからという理由でした。

私は論文のために自分でセラモメタルクラウンを100個ほど作りました。そのうち使用したのは比較的出来のよい30～40個ぐらいです。セラミックの会社に手紙を書いて材料を集めることから始めなければいけなくて、手間暇がかかり時間を取られました。しかし、ステイン先生が言われた通り、自分で作ったからこそ被せ物や詰め物の細部まで把握でき、歯科技工士の技術や作るときの気持ちなども理解できるようになったと思います。後述しますが、予防歯科は歯科医師一人でできるものではなく、歯科衛生士や歯科技工士などとのチーム医療なので、歯科技工士のことを理解できるようになったことはとても価値のある収穫でした。

また最大のカルチャーショックは、大学病院での臨床経験でした。日本では前述したように、仕切りのないワンフロアーに複数のユニットを置いて、歯科医が飛び回って治療し、1人の患者にかける治療時間は10分程度でした。わたしの頭には、そうした診療が普通だと刷り込まれていたのです。

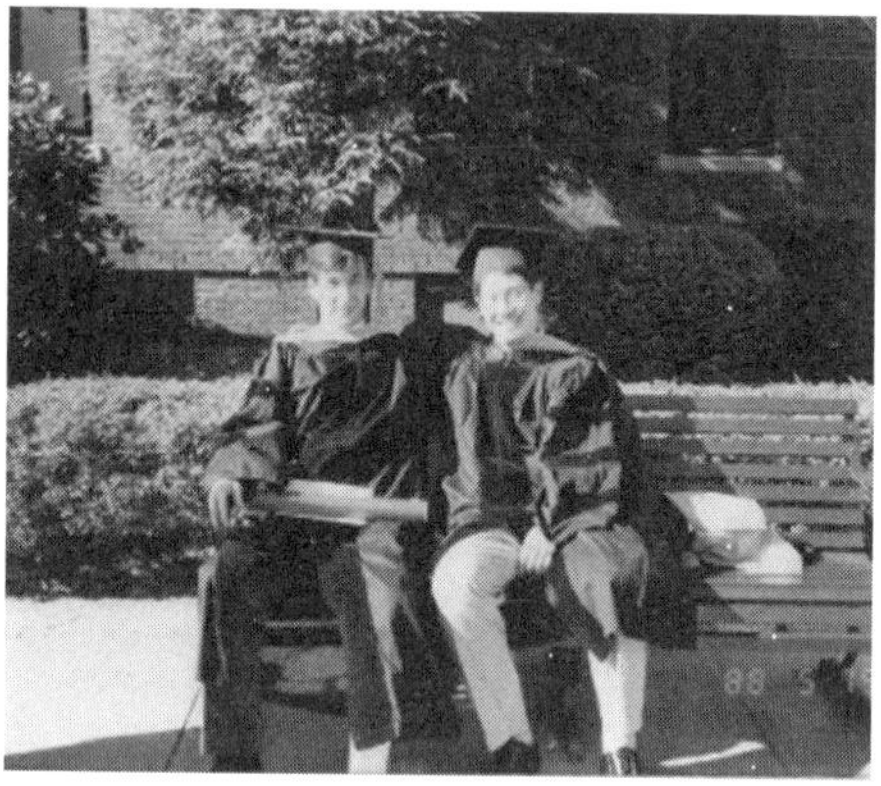
著者のボストン大学卒業時の写真(クラスメートと一緒に)

ところが、アメリカの歯科大学附属病院は完全な個室になっていて、1人の患者に1時間以上かけて治療します。患者と密接なコミュニケーションを取りつつ、質の高い医療が求められました。日本のように掛け持ちで患者を診るなど、ありえないことです。短時間で治療を終わらせる技術ではなく、いかに患者一人ひとりに応じた正確で精密な治療を行うかが問われます。また、患者に説明責任を果たすインフォームド・コンセントも重要視されていました。

このような臨床現場の日米の落差に、私はただただ驚くばかりでした。

ボストン大学では6年間学びましたが、グレンジャー先生やステイン先生、そのほか歯科の世界で名だたる先生たちに接することができたのは貴重な経験でした。

アメリカの補綴専門医の資格を持つ私がなぜ日本で予防歯科を目指したのか

1991年に日本に帰国し、東京都渋谷区の国際デンタルアカデミーに勤務することになりました。アメリカ留学で身に付けた補綴技術を用いて患者を治療し、施設長の保母須弥也先生が主催する研修会やセミナーの講師も務めました。

日本での臨床経験を積み重ねるうち、メインテナンスの重要性に気付きました。当時の日本では、歯科医院に定期検診に行くという習慣が定着していませんでした。ほとんどの人が歯科医院は「歯が痛くなったら行くところ」という意識だったのです。

最先端の補綴技術で精密に治療しても、口腔内の状態をチェックして歯石を取るなどのメインテナンスに患者が来ません。治療したときのよい状態が保てず、また虫歯になって来院するという繰り返しです。これではその場限りの応急処置に過ぎず、本当の治療にならないと考え、私の担当患者に関しては3ヵ月ごとにメインテナンスに呼び出すシステムを作りました。

しかし、メインテナンスのシステムを作っても、歯を削って詰める補綴作業は雨漏りを修理する大工仕事のようで、アメリカで学位まで取得してきたけれど、果たしてこのような治療が本当に患者のためになっているのだろうか、という疑問が芽生えてきたのです。第1章で述べた治療→再治療→歯の喪失という悪循環に気付き、どうしたらこのサイクルを断ち切れるのだろうかと模索していました。

そんな悩みを抱えていた私にとって、衝撃的な出会いがありました。歯科大学で開催された講演会で、「歯はなるべく削らない」と主張する歯科医師の言葉にピンときたのです。

その歯科医師は、山形県酒田市にある日吉歯科診療所院長・熊谷崇先生です。東北地方で歯科医院を開業している日本における予防歯科のパイオニアでした。今から40年ほど前に来院する患者の虫歯の多さに驚き、虫歯にならないようブラッシング指導や定期検診などの予防歯科を徹底して行ってきました。患者が来院しても虫歯の治療をすぐにはせず、ブラッシング指導を行って日常生活で実践してもらい、口腔内が清潔で健康な状態になってから治療を始めるというものです。応急処置である治療を先にしてしまうと、メインテ

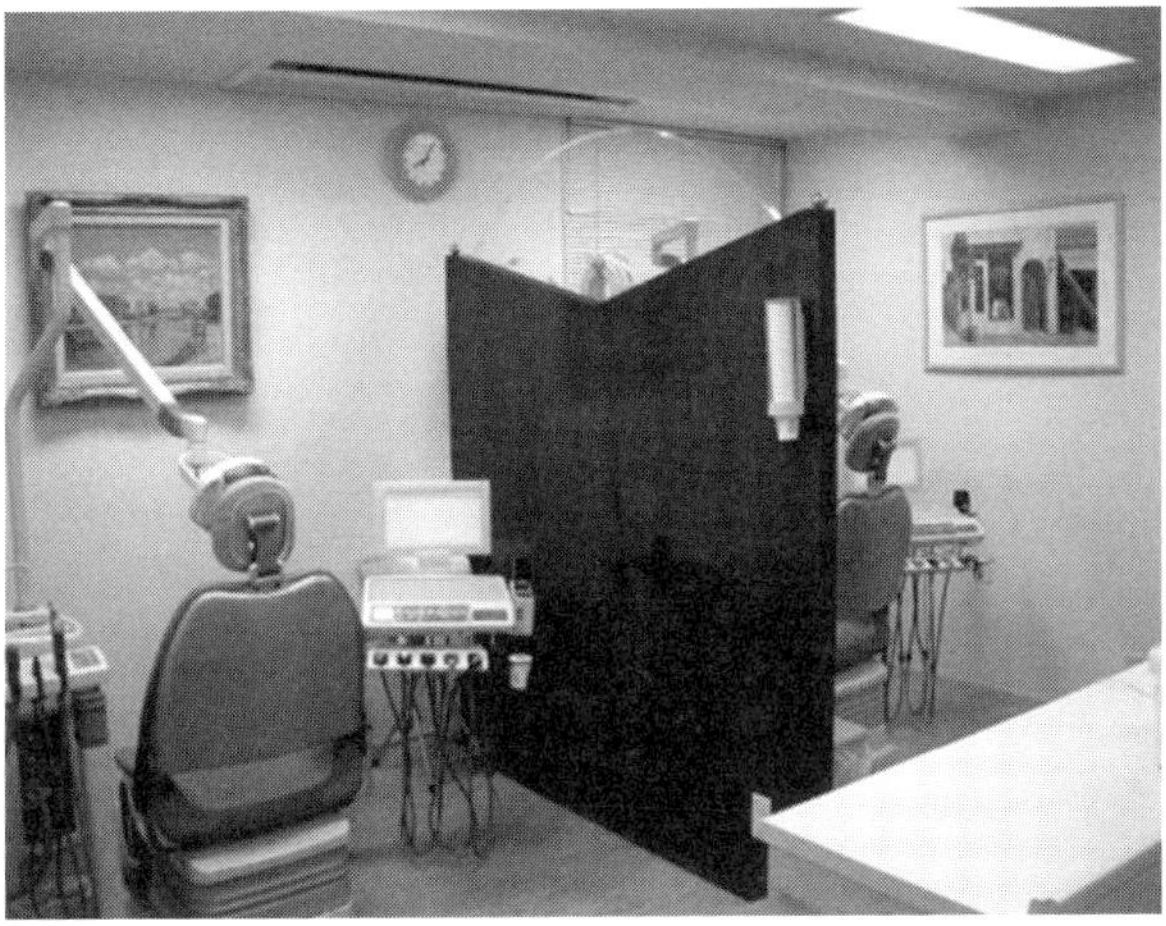
当時(1997年)の江崎デンタルクリニック

ナンスに来なくなり、また虫歯になって歯を削ることになり、歯の寿命が短くなるからという理由です。

「歯は一度削ったら元には戻らない。なるべく歯を削らずに歯の寿命を長くもたせ、いつまでも自分の歯でものを噛めるようにすることが歯科医療の目的」という言葉に、まさに目からウロコが落ちる思いがしました。私は歯科医療の本質をつく言葉だと感じたのです。

そして、もう1つ驚いたのが、その歯科医院の歯科衛生士の多さです。当時20人近くの歯科衛生士が在籍して、一人ひとりスケーラーなどの道具はもちろん個室を与えているというのです。日本では歯科衛生士は歯科医師の診療の前後に、ユニットの横にある歯科医師用の椅子に座って説明したり、立って歯石を取ったりするというのが通常ですので、歯科衛生士の個室があるというのは驚きでした。

こうした予防歯科の実践は、当時の日本の歯科の世界では異端でした。しかし、真摯に予防歯科の取り組みを続けた結果、26年間メインテナンスに通って23本の天然歯を維持している85歳の男性の症例など、目を見張るような実績を積み上げていたのです。

私は、熊谷先生が開催する研修セミナーを年に何度か受講するようになりました。しかし、勤務医の立場では予防歯科のやり方を臨床現場で実践することはできません。日本に帰国して6年たったこともあり、1997年に小田急線・豪徳寺の駅前で江崎デンタルクリニックを開業しました。部屋の狭さもあり、仕切りをつけたスペースにユニット2台を置いてスタートしたのです。

患者の理解を得るのに10年の年月が……

自分の歯科医院では、すぐに治療をするのではなく、口腔内の状態のチェックをした後、予防の大切さを説明してブラッシング指導などを行い、歯茎が健康な状態になってから治療するという、予防歯科のスタイルでやろうという決意のもとに開業しました。

しかし、開業当初はさまざまなタイプの患者が来て悪戦苦闘しました。予防の大切さを説明しても、「痛みがあるところだけ、さっさと治してくれれば」「金は払うから、早く治療してくれ」と、こちらをせかすばかりの患者も少なくありません。「開業したばかりだから、来てやっている」という横柄な態度の患者もいました。そうしたタイプの患者は、予約時間を守らないし、キャンセルも多いのです。

予約をキャンセルしたり、予約を忘れてしまったりする患者は、「急な仕事が入ったから」「別の用事ができたから」と言い訳されます。中学生や高校生の場合は「部活や塾で忙しい」と言われるのです。仕事や部活を優先して、自分の歯のメインテナンスは二の次です。「歯は痛くなければ、それでいい」と思っていて、自分の歯を健康に維持するための時間を割こうという意志がありません。

無断キャンセルが二度続いた患者、時間変更が4回も5回も続く患者には、私が直接電話をして、予防を重視する当院の方針を説明し、キャンセルされるとこちらの時間が無駄に空いてしまい、その時間があれば予約待ちの患者を待たせずに診ることができるのだとお話ししました。その後、予約を守ってくれる患者は診療を続けましたが、再び自己都合でのキャンセルや時間変更を繰り返す患者には、それらを受け入れてくれるほかの歯科医院を探されるのはどうかという形で転院を勧めてきました。

　診療時間についても、当初は夜8時まで開けていましたが、夜間にしか来られない患者の大半は仕事を優先しがちで、キャンセルが多かったので診療時間を夕方6時までにしました。

　また「痛みがあるので、すぐ診てほしい」という電話がかかってきても痛みの度合いにもよりますが、緊急や応急処置以外はできる限り予約を取ってもらうようにしました。数日後に時間をつくって来院できる患者を中心に受け付ける形にしたのです。第5章で詳しく説明しますが、初診時には説明や検査などで90分ほどかかります。この重要な時間をつくってもらえない患者には、予防歯科のやり方で診療することができません。初診後、メインテナンスに継続して通おうという努力をしない可能性も高いでしょう。

　通りすがりの飛び込みの患者さんは、「痛いところだけ治してくれればいい」と考えている場合が多く、治療が終わると来院しない傾向が高いです。その場しのぎの対症療法を求めていて、患者の10年先、20年先の将来まで考えて天然歯をできるだけ残すような根本治療を目指す私の方針とは相容れませんでした。

もちろん「歯が痛むので何とかしてくれ」と言われれば、歯科医師としてお断りするのが申し訳ない気持ちにもなります。しかし、すでに予約がいっぱいのとき、周辺には歯科医院が10軒以上あるので、ほかの歯科医院をお勧めするか、または治療が早く終わった患者さんの時間を利用してその時間まで待合室で待ってもらうようにしました。

「自分の歯で一生、ものを噛めるようにする」には予防が欠かせません。予防を徹底して歯の寿命を長くするには、歯科医師や歯科衛生士など医療スタッフの熱意だけではできないのです。患者自身が「健康な歯を維持したい」という強い意志を持って、ブラッシングなど日々努力することが求められます。患者の意識が高くなければ成果を上げられません。

私は例えとして飲食業界における高級レストランを目指そうと考えています。高級レストランに来る客は、美味しい料理を味わいたいのです。単に空腹を満たせば満足するわけではありません。予防歯科も、意識の高い患者を相手に質の高い医療を提供すべきだと思います。

お金と時間のあるお金持ちだけを相手にしたい、と言っているわけではありません。問題は「健康な歯を維持するために、メインテナンスに来る時間を取り、毎日のブラッシングなどの努力をする」という患者の意志があるかどうかなのです。

とはいえ、夜間診療をやめ、通りすがりの飛び込みの新規の患者を少なくした予約制にし、開業したばかりの医院の経営は大丈夫だったのだろうか、と疑問に思われた読者もいらっしゃるでしょう。当初は大変でした。しかし、結果として意識の高い患者さんが残り、定期的にメインテナンスに通っていただくようになり、御家族や友人、知人に当院を紹介してくださり、口コミで患者さんは増えていきました。「再び虫歯にならない」「歯を削らずに自分の歯を残せている」という実感が、周囲の人たちに当院を好意的に紹介してくださるという結果につながったのでしょう。こうした好循環が持続するようになるまで10年近くかかりましたが、開業以来売り上げが落ちることはなく、徐々にではありますが右肩上がりを続けられたのです。

理想的な予防歯科を目指し、新しい医院をつくることを決意

開業して10年たった頃、経営的には安定していましたが、今のままでは中途半端に終わってしまうという危機感を持ち始めました。自分の考える理想的な予防歯科にしたい、という想いが募ってきたのです。

プライバシーや衛生面から仕切りではなく個室が望ましいですし、増えてきた患者に対応したり、新しい検査機器などを設置する場所を確保したりするには、もっと広いスペースが必要になります。しかし、新たに医院をつくるとなると多額の資金が必要です。銀行に融資を受けて、数十年かけて返済することになります。今のままでも経営的には安定しているので、そう簡単に決心できることではありません。

しかし、思い悩んでいるばかりでは、一歩も進めないと腹をくくることにしました。手狭なクリニックの部分的なリフォームでは、雨漏りする屋根を修理するようなもので、根本的な解決にはなりません。

予防歯科を実践している歯科医院でも、個室をつくって歯科衛生士一人ひとりに割り当てるシステムを実現しているところはわずかです。歯科医師に志があっても、父親が医院の経営をしていて、理解が得られないというケースもあると聞きます。また、自分が経営者であっても、勤務医を何人も雇用している場合、医院をつくるために借り入れる資金の返済のほかに勤務医の給与を支払わなければいけません。日本の医療保険制度では、予防歯科だけでそれだけの売り上げを上げるのはなかなか難しいのです。志はあっても、予防歯科のノウハウの一部だけを取り入れるケースがほとんどというのが現実でしょう。

私は親の跡を継ぐ二代目ではなく、歯科医一代目の自分で開業し、多数の勤務医を雇っているわけでもありません。開業するときに銀行から借りた資金の返済が、ちょうど終わった時期でもありました。予防歯科をやっていくからには、腹をくくって理想を目指そうと考えました。私には予防歯科を実践することは患者利益になるという強い信念があり、そこがぶれなければ貫き通せるだろうと思ったのです。新しい医院をつくることで、予防歯科の質を高め、患者に満足してもらえる、という希望に燃えていたのです。

理想とする医院を設計して転院

新しい医院をつくろうと決意して、すぐに現在の物件が見つかりました。豪徳寺駅前の医院に通ってきている患者が歩いていける範囲でという条件だけ出して、業者に探してもらったのです。

35坪という広さがあり、歯科衛生士の個室、インプラントの手術室、ＣＴを置く部屋などを確保できます。静かな住宅街ですが、豪徳寺駅から徒歩5〜6分と利便性もあります。1回見て即決しました。

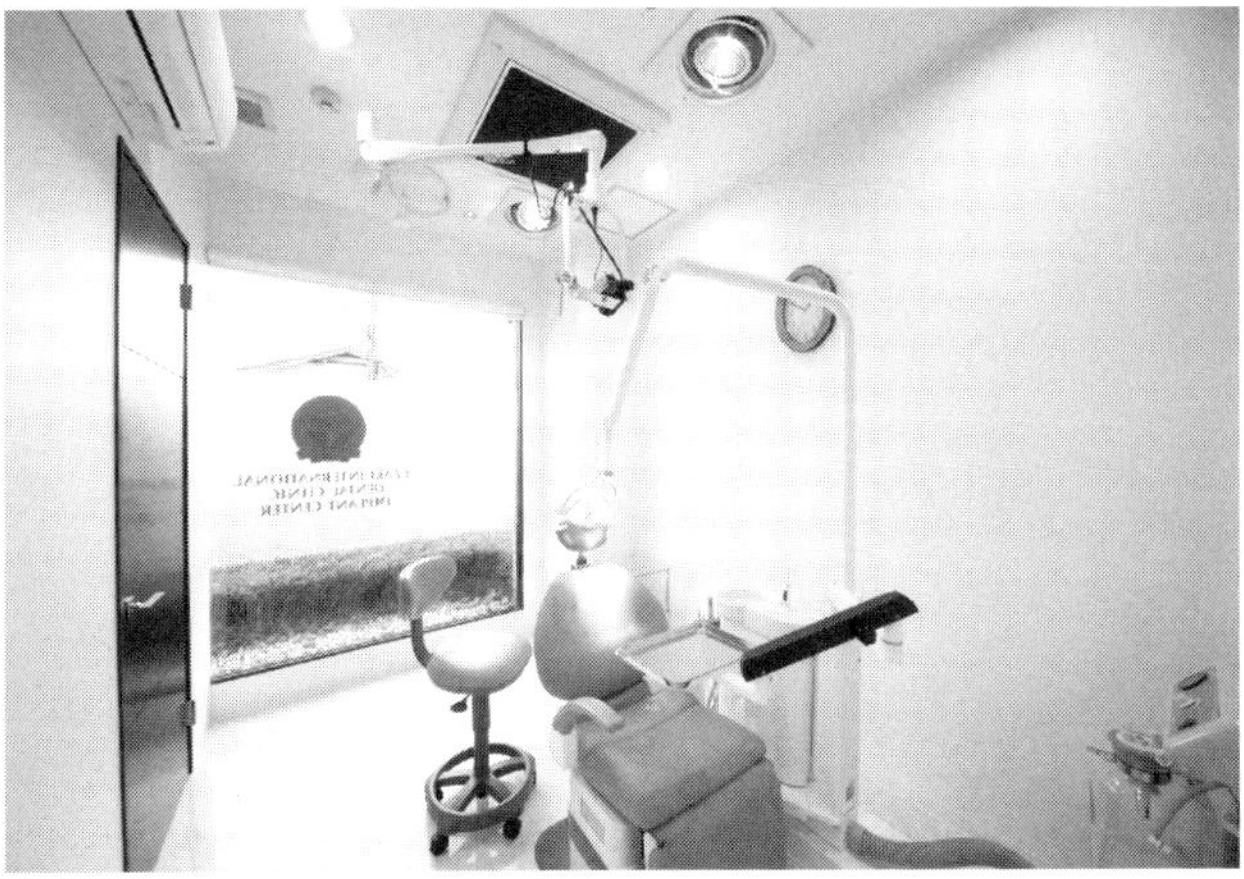

現在の江崎デンタルクリニックの診察室

今までうちの医院に来ている患者のほとんどは、私の治療方針を理解してメインテナンスに通ってきていらっしゃったので、新しくつくる医院にも継続して通ってきてくれるという確かな思いはありました。銀行もそういった点を評価してくれたのか、すんなりと融資をしてくれたのです。

完全個室をつくって必要な機器類を購入するなどハード面を整えると共に、歯科衛生士の教育などソフト面を充実させることも大きな課題でした。歯科衛生士としての仕事の内容が本質的に変わるので、従来の意識を変革してもらわなければいけません。意識変革を徹底することが重要でした。

何より大事なのが、歯科衛生士が患者に当

院の方針を説明して理解してもらい、メインテナンスに通い続けてもらうようにすることです。以前の医院では虫歯のなりやすさなどがわかるサリバテスト（唾液検査。第5章p134参照）を行っていませんでしたが、新しい医院では必ず受けてもらうことにしました。保険適用外なので費用がかかりますが、サリバテストの必要性、有用性などを患者に説明し、納得してもらわなければいけません。ブラッシング指導なども、歯科衛生士一人ひとりが患者に応じて最適な方法を自分で考えます。歯科医師の補助業務ではなく、歯科衛生士が主体的に取り組む業務が大幅に増えるのです。

そのほか、以前の医院でも歯科衛生士が治療の前後に患者の口腔内写真を撮っていましたが、現在行っているような規格性のある12枚の写真ではありませんでした。3分間で規格性のある写真（後述）を撮れるようになってもらわないといけません。

そこで、転院する前に1年間、毎月2名の歯科衛生士に、前述した予防歯科のパイオニアである山形県日吉歯科の熊谷先生のセミナーに参加してもらうことにしました。その2名がほかの歯科衛生士に伝えるという方法を取ったのです。歯科衛生士の仕事を見学し、セミナーを聞いて知識を増やしてもらいました。

このようにハード、ソフト両面で準備を進め、2009年に満を持して現在の場所に転院しました。

来院患者の3分の2はメインテナンス

開業以来26年がたち、当院の予防歯科の方針を理解して来院される患者がほとんどになっています。２０２１年の来院患者数を見ると、１ヵ月平均で治療患者数は１８２・５人、メインテナンス患者数は３２６・２５人です。３分の２は歯の痛みはなく定期検診に通ってくるメインテナンスの患者なのです。

メインテナンスを継続している患者は、第１章で紹介したように70代になっても80代になっても天然歯が20本以上残っている人が多いのです。「ここにメインテナンスに来ていなかったら、もっと歯を失っていたと思う」と言う患者もたくさんいます。また、予防歯科の重要性を感じて、自分の子どもを連れてくる患者も少なくありません。子どもの頃から当院にメインテナンスに通ってきて、虫歯ゼロのまま成人した患者もいます。メインテナンスの習慣を身に付けるのが早ければ早いほど、虫歯や歯周病になるリスクが減り、一生天然歯が残る可能性が高くなります。子どもの頃からメインテナンスに通う習慣が定着するのが理想です。

では、「60代、70代と高齢になってからメインテナンスに通い始めても、それほど効果が期待できないのでは」と不安に思った読者もいるかもしれません。もちろん、それまでに失った歯を元に戻すことはできませんが、残存天然歯をできるだけ残す治療を行い、ブラッシングなどを指導して実践してもらうことで、口腔内の状態が劇的に変化した高齢の患者も少なくありません。

70代で受けた予防歯科で噛めるようになった患者も

高齢の患者の症例を一例、お話しします。２０１１年3月の東日本大震災で被災した福島県に住む当時70代の男性ですが、東京に住んでいた娘さんの家の近くに避難してきていました。５月に「上下の歯が虫歯になっていて噛めないので、食事がうまくできない」ということで来院されました。「入れ歯は違和感があるので、入れ歯にする範囲を少なくしてほしい」という要望でした。

口の中を見ると、上顎の奥歯や下顎の前歯が崩壊している状態です。それまで通ってい

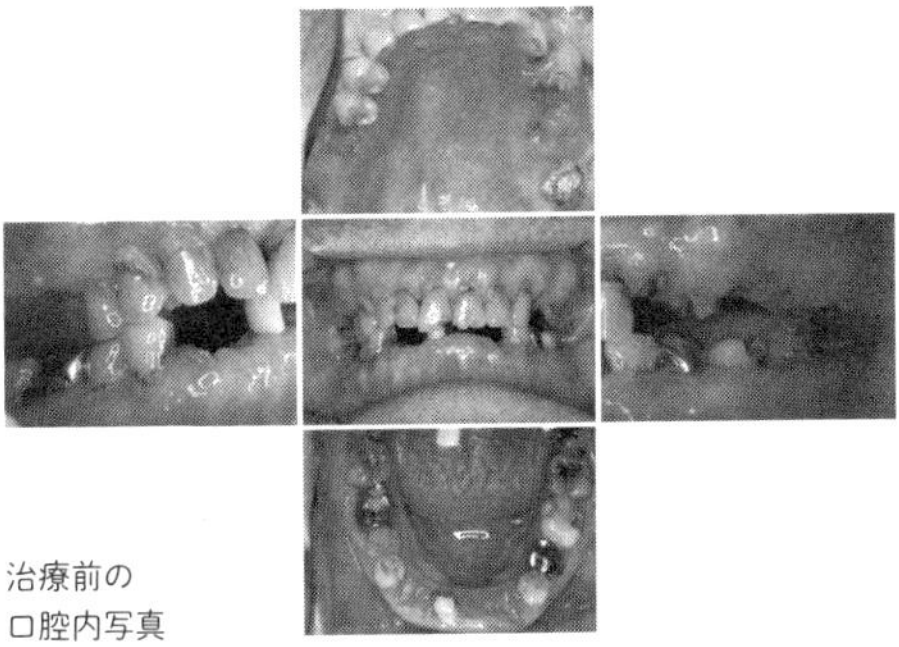

治療前の
口腔内写真

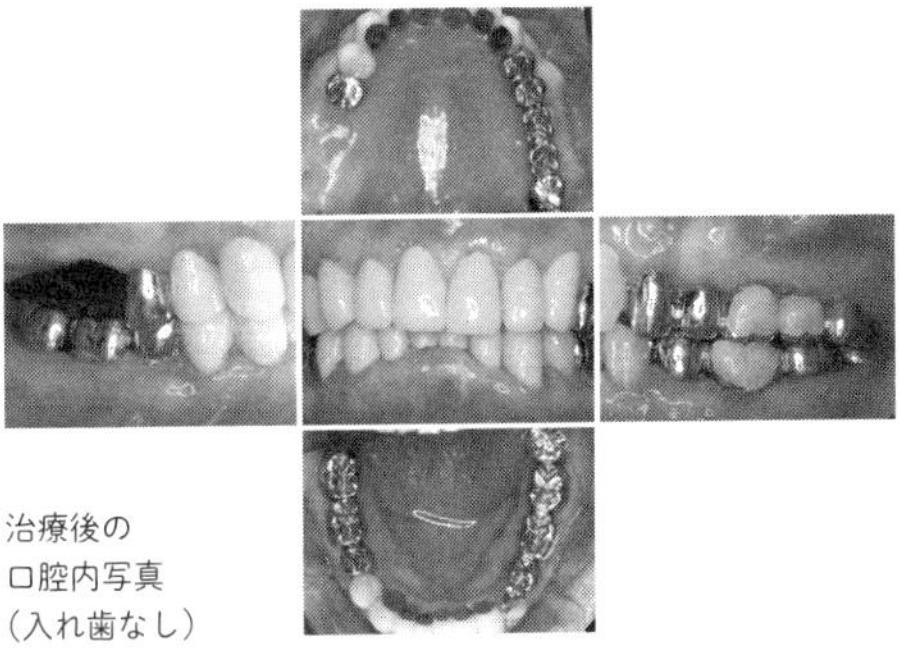

治療後の
口腔内写真
（入れ歯なし）

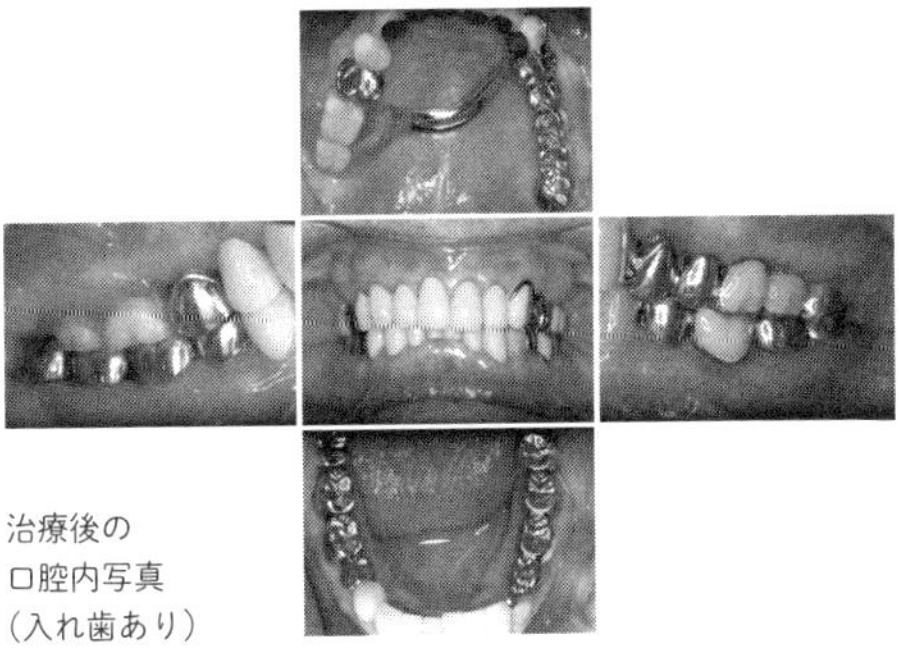

治療後の
口腔内写真
（入れ歯あり）

た歯科医院では歯の磨き方を丁寧に教わった記憶がないとのこと。なぜ自分の歯が虫歯になってしまったのかという知識がなく、自分の口の中がどんな状態になっているのか現状把握しようという意欲もなく、ただ「噛めるようになればいい」と考えているようでした。

歯磨きは1日就寝前に1回とのこと。歯科衛生士が歯を染め出してみると、磨き残しが多くある雑なブラッシングでした。このままでは治療をしても、また虫歯になってしまう典型的なタイプです。ブラッシングの徹底などセルフケアの大切さを理解してもらうことに力を入れました。

歯科衛生士が、歯と歯茎の境目に歯ブラシを当てて磨くこと、歯と歯の間も歯間ブラシを使って清掃することなどを指導。歯磨きの回数を朝食後と夕食後の2回に増やしてもらいました。口腔内写真などを見せて、ブラッシングの成果をわかりやすく示したことで、患者本人の意識がどんどん変わっていきました。

治療は残存している天然歯をできるだけ残すようにして、入れ歯で少しでもものを噛めるようにしました。

治療後は通常3ヵ月ごとのメインテナンスになりますが、当初はブラッシング技術がまだまだだったので、まずは1ヵ月ごとにメインテナンスに来てもらい、口腔内の衛生状態や歯茎の状態などをチェック。よくなっているようであれば、2ヵ月ごとというように少しずつメインテナンス期間を空けていきました。その結果、口腔内の健康をしっかり維持できるようになったのです。

来院前にはものを噛めない状態だったので、治療後は「食べること、噛めることが、こんなに幸せだとは思わなかった」と笑顔で感想を述べてくれました。その後、メインテナンスに通ってきて「今の状態を維持して、歯を大切にしたい」と意欲を示し、「口の中が健康だと、体も元気になった気がする」と晴れ晴れとした表情で語っていました。

天然歯を失った場合の第一選択肢はインプラント

定期的にメインテナンスに通って天然歯を残すのが最良ですが、その習慣が身に付く前に歯を失ってしまうケースが多々あります。そんな場合には、次善の策としてインプラントがお勧めできます。

天然残存歯の保存、咀嚼の回復という点で、インプラントが入れ歯などの義歯よりも優れているからです。

インプラントは歯が失われた場所に人工歯根を埋め込み、歯槽骨に固定させ、その上に人工歯冠を装着する治療法です。インプラントは乳歯、永久歯に次ぐ「第3の歯」と呼ばれる画期的な治療法で、チタンという素材が人間の骨と接合し、人体に拒否反応が起きないことが発見されたことがきっかけで開発されました。現在ではほかの素材のインプラントも出回っています。

私がインプラントを勧める一番の理由は、残っている天然歯を削らずに保存できるからです。ブリッジの場合、両隣の天然歯を削らなければいけません。1本の失われた歯のために2本の健康な天然歯が犠牲になる可能性が大きくなります。入れ歯の場合、クラスプと呼ばれる金属の爪のようなバネを両隣の天然歯にかけて固定するので、天然歯が傷つくことになります。両隣の健康な天然歯をよい状態で残すことを優先すれば、インプラントが第一選択肢となるのです。

前述したボストン大学のステイン先生は、講義で学生たちに入れ歯の目的を問いかけていました。学生たちは「噛めるようにするため」「失った歯の代替として」などと答えていましたが、ステイン先生が正解として挙げたのは「今残っている歯を保存するため」という答えでした。歯を失って義歯を入れないままだと、両隣の天然歯がすき間を埋めようと横に倒れてきて段差が生じて汚れが溜まりやすくなり、虫歯や歯周病にかかりやすくなってしまうのです。現在では、入れ歯よりもインプラントのほうが、天然歯を残すためのよい条件を備えていると言えます。

また、咀嚼という面で言うと、入れ歯など義歯は天然歯に比べて噛む力が劣ってしまいます(第1章p14参照)。しかし、インプラントの噛む力は天然歯とほとんど変わりません。天然歯と変わらない噛み心地が得られ、食べ物を噛み砕くことができるのは、大きなメリットです。

とはいえ、インプラントにもデメリットがあります。人工物なので歯根膜がありません。義歯と同様に、細菌による感染の防御力が劣ってしまいます。ブラッシングなどのセルフケアとメインテナンスによる点検などを怠っていると、インプラント周囲炎が発症することもあるでしょう。インプラントにしたからといって、ブラッシングの手を抜いていいわけではないのです。しかし、定期的にメインテナンスに通っていれば、早期に発見できるので悪化することはないはずです。

インプラントは人工物なので虫歯にはなりません。私の経験では、40代でインプラントを入れた患者が、70〜80代になって車椅子で来院されるようになると、手に力がなくなってブラッシングが上手にできなくなり、天然歯が虫歯になってインプラントが残っているというケースも見かけます。インプラントは虫歯にならないという点においては、天然歯に勝っているのです。

ただし、インプラントができないケースがあります。歯周病が未治療の場合、インプラントが歯槽骨にうまく接合できないことが多いのです。そして、重症の糖尿病患者は歯周病にかかりやすいので失敗する可能性が高く、接合したとしても歯周病が進めばインプラントを支えられなくなるリスクがあります。

また、心臓疾患や腎臓病で人工透析を受けている場合など、外科手術にリスクがある人もインプラントは適していません。そのほか、重度の骨粗鬆症などで歯槽骨の状態が悪い場合も、インプラントはできません。

1995年からインプラント手術を始め、ドイツのインプラント学会で専門医を取得

インプラントについて初めて知ったとき、私がまず思ったのは「患者さんが噛めるようになって、喜んでもらえるだろうな」ということです。そして、「これならブリッジのように残っている天然歯を犠牲にしなくても済む」とも思いました。

私は1995年からインプラント手術を始めましたが、正直、導入初期の頃は「高額な治療費がかかるのに、インプラントが歯槽骨にくっつかず失敗したらどうしよう」「失敗して患者さんから訴訟を起こされたら……」と思い悩み、手術が怖くて眠れない日もありました。

今までやってきた義歯で対処すれば、こうした不安から解放されます。しかし、なぜリスクを抱えながらもチャレンジしたのかといえば、「患者がものを噛めるようになる」「患者を健康にできる」「患者に喜んでもらえる」という歯科医師としての使命感です。患者のためにやっているという覚悟があれば、リスクへの不安が取り除けるのだと思います。

私は日本で国際口腔インプラント学会に入って勉強していましたが、英語力を買われて国際部門の担当になりました。この学会はドイツの口腔インプラント学会と提携していて、日本とドイツで交互に学会を開いて論文の発表などをしていました。私は来日したドイツの歯科医師たちの通訳を務めているうちに彼らと親しくなりました。ドイツはアメリカと共にインプラントの先進国です。彼らと話していてドイツの口腔インプラント学会で専門医（スペシャリスト）の認定資格があるということを知り、ドイツに行って取得することにしたのです。どうせなら世界でも最新の技術を学んで、患者に提供したいと思ったのです。

ブラッシング指導で歯周病が改善。インプラントを入れてものが噛めるようになった患者も！

ブラッシング指導などで歯周病が改善し、インプラントを埋入することができ、ものが噛めるようになった患者の例を紹介しましょう。

２００８年に「歯茎が腫れ、歯もぐらついてきて、食べ物をよく噛めない」と訴える当時40代の女性が来院されました。聞けば、他院に3ヵ月ごとに定期検診に通っていたけれど、歯茎から出血することがあり、歯がぐらついてきたそうです。主治医に相談しても、清掃を繰り返すだけで特に治療は行われなかったとのこと。ものが噛めなくなってきたので、何とかしたいと思い、医院を変えようと当院のホームページを見て、意を決して来院されたそうです。

初診時の口の中は、検査の結果、虫歯菌など細菌が多く、歯周ポケットも深くなっていました。歯茎も腫れていて歯間にすき間がほとんどありません。口腔内の衛生状態は、かなり悪くなっていました。

つまり、患者は歯を磨いていたつもりだったけれど、虫歯や歯周病にならないために、どういうブラッシングをすればよいかという知識がなかったと思われます。そこで、現在の口の中の状況と、なぜそうなったかの原因について説明すると、「歯の磨き方や食生活を改めて、改善していきたい」という積極的な返答がありました。

まずは歯科衛生士が歯ブラシの使い方、歯面に当てるポイントなどブラッシングの技術的なことを時間をかけて指導します。歯ブラシの当て方をマスターしてもらい、きちんとブラッシングできたときの口の中の爽快さを実感してもらうことを心掛けました。同時に歯石の除去も確実に実施します。ある程度、歯茎の改善が見られた時点で、天然歯をできるだけ保存して天然歯同士で咬合できるようにして、歯が失われている4ヵ所にはインプラントを埋入しました。

3週間後に状態を評価するために来院してもらうと、ブラッシングなどのセルフケアが効果を上げていることがわかりました。歯肉の腫れがなくなり、炎症によって歯と歯の間にすき間がなかった状態が、歯間にすき間が見え始めています。歯肉に光沢と張りが出てきました。虫歯菌なども一気に減り、歯周ポケットも狭くなっています。状態がよかったため治療を終了し、以後はメインテナンスへ移行しました。

3ヵ月後に来院されたときは、歯肉に炎症はなく、締まりがあり、健康的になっていました。歯間も大きく空いています。徹底した歯磨きが確実に行われていることがうかがえました。

虫歯菌などの細菌数や歯周ポケットの深さなども前回より改善され、歯のぐらつきもほぼなくなっています。口腔内の健康を取り戻し、患者は「ものが噛めるようになってうれしい」と笑顔で語り、良好な状態を維持することに意欲をみせ、60代になった現在まで欠かさずメインテナンスに通ってきています。

インプラント治療を行った場合、メインテナンスは不可欠です。メインテナンスによって清潔で良好な状態が保たれれば、天然歯とインプラントが調和して、長期間安定して口腔内の健康が維持できるのです。この患者はその好例といえるでしょう。

「天然歯をできるだけ残して、自分の歯でものを噛めるようにする」には、医療側が天然歯を残すための技術と知識を提供すると共に、患者本人が行うブラッシングなどのセルフケアが欠かせません。次章ではセルフケアについて詳しく説明したいと思います。

第3章

歯を残すためにあなたができること

予防歯科を日々の習慣にするために

日本人アスリートに目立つ歯並び……

　オリンピックやさまざまなスポーツの世界大会があると、テレビで全世界に中継されます。日本人選手の活躍はうれしいのですが、優勝インタビューなどで笑顔がアップになると、歯並びのよくない選手も少なくなく、その映像に淋しくなるときがあります。虫歯治療の仕上げも、被せ物が出っ張っていたり、色が違っていたり……。先進国の選手で歯並びの悪い人は見当たりません。虫歯治療も例外なく人前に出て恥ずかしくない仕上がりになっています。私はアメリカやドイツなどに歯科医師の友人がいるので、彼らが日本人選手の歯を見て、日本の歯科治療に違和感を感じている人がきっと多いであろうと思っています。

　皆さんも歯に注目してニュース番組やワイドショーなどを見てみてください。日本を代表する政治家たちも、一流企業の社長たちも、大学教授やジャーナリスト、弁護士などの知識人たちも、歯並びの矯正をしている人は少なく、歯科治療にお金をかけている人も多いとはとても感じにくいです。定期検診でクリーニングする習慣がないのか、歯が黄ばんでいる人もいます。スポーツ選手に限らず、日本のトップレベルの人たちでさえ、歯科診療への関心度が低いというか、美に対する意識が低いようにも感じます。

しかし、欧米先進国では事情がまったく異なります。子どもの頃に歯の矯正をすることは、子どもに教育を受けさせるのと同じくらい、重要な親の務めと認識されているのです。G7など欧米先進国の首脳たちの歯を見てください。皆さん、きれいな歯並びです。歯並びが悪かったり、歯が黄色く変色していたりする人は、「歯に対する知識がない、教養のない人」「生活態度が悪い人」と見られてしまうので、議員に立候補することすらできないのではないでしょうか。私がボストン大学に留学していたときも、街で見かける一般の人たちですら歯並びの悪い人や歯が黄ばんでいる人はほとんどいませんでした。

当院に勤務していた歯科衛生士がハワイに旅行に行ったとき、現地のガイドさんに職業を聞かれ歯科衛生士だと答えたところ、「日本人は歯並びも悪いし、何でいまだに銀歯が入っているの？」と訊ねられて、悲しかったと言っていました。私の妻も台湾や韓国、シンガポールなどに行ったとき、どこの国でも小さなときに矯正していて、大人になってもメインテナンスに通うなど歯を大事にしていると言っていました。

予防歯科の分野では、日本は世界に遅れを取っているのではないでしょうか。

歯並びがよく、定期的にメインテナンスをしていれば、虫歯や歯周病になりにくく、口腔内を健康に保つことができます。

定期検診を年1回も受けていない人が日本では6割も!

日本では「歯医者は歯が痛くなってから行くところ、虫歯を治療しに行くところ」と思っている人が多いことが、データにも出ています。

2014年にライオン株式会社が日本、アメリカ、スウェーデンの3ヵ国でオーラルケアの意識調査を行ったところ、日本は直近1年間で定期検診を受けていない人が57・5%と6割近くに達していたのです。アメリカやスウェーデンでは定期検診を受けていない人は30%台と低い数字でした。

自宅で行うセルフケアについても、関心は高くないようです。デンタルフロスの使用率が日本は19・4%であるのに対し、アメリカでは60・1%、スウェーデンでは51・2%と半数以上が使用しています。デンタルリンス(洗口剤)は、日本は22・7%、アメリカは58・4%、スウェーデンは39・2%です。日本では大部分の人が歯ブラシによるブラッシングだけで済ませていることがうかがえます。

図7　直近1年間の歯科医院での検診受診回数

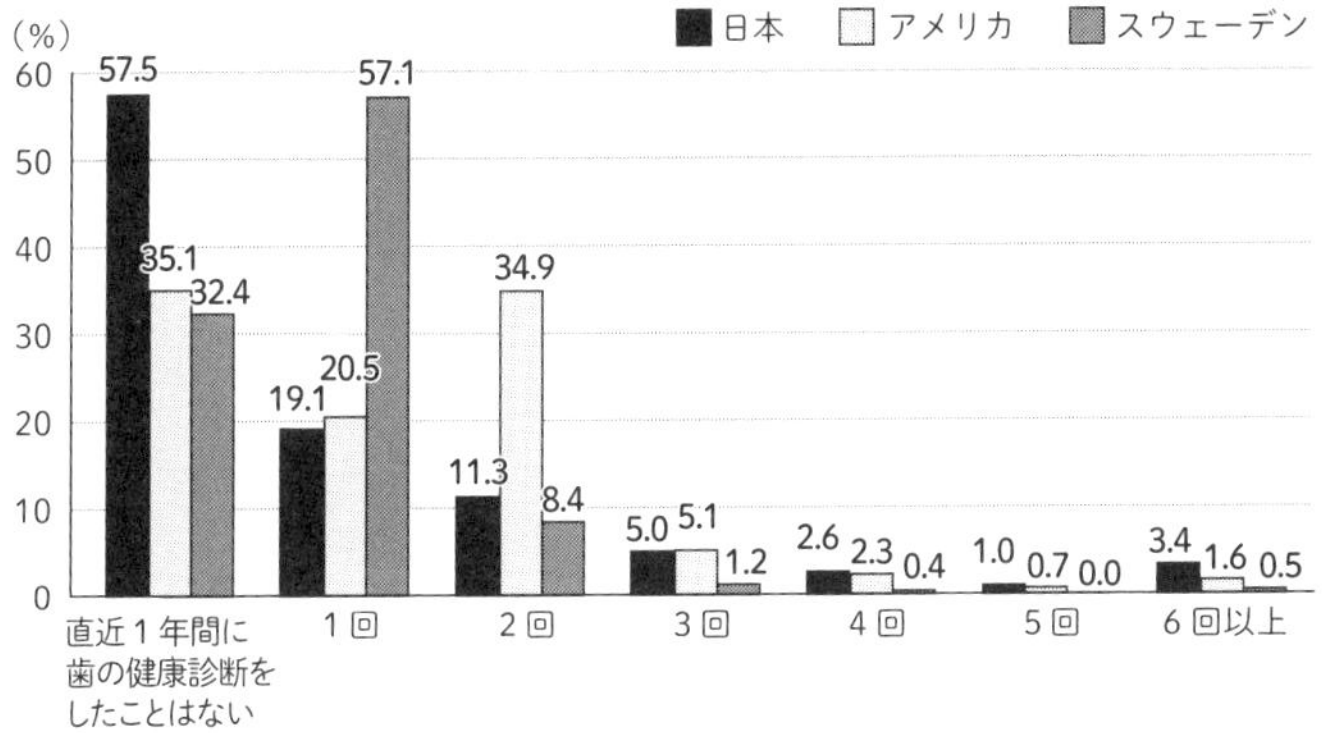

図8　デンタルリンス・フロスの使用率

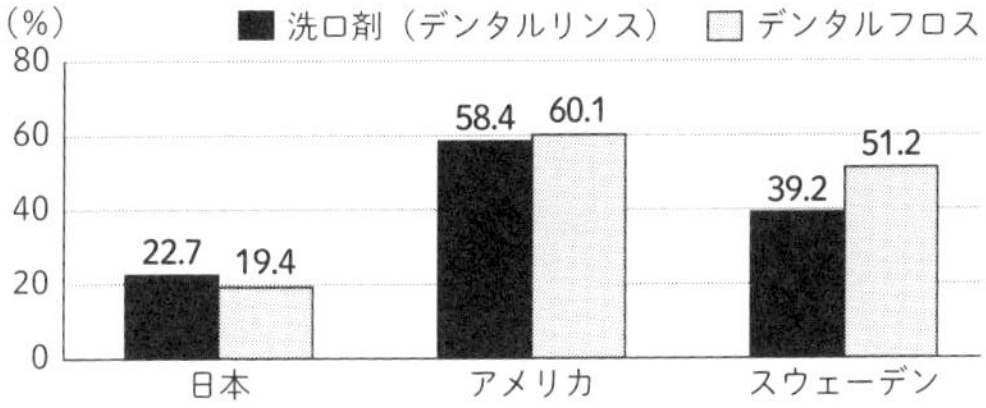

図9　オーラルケア用品の選び方

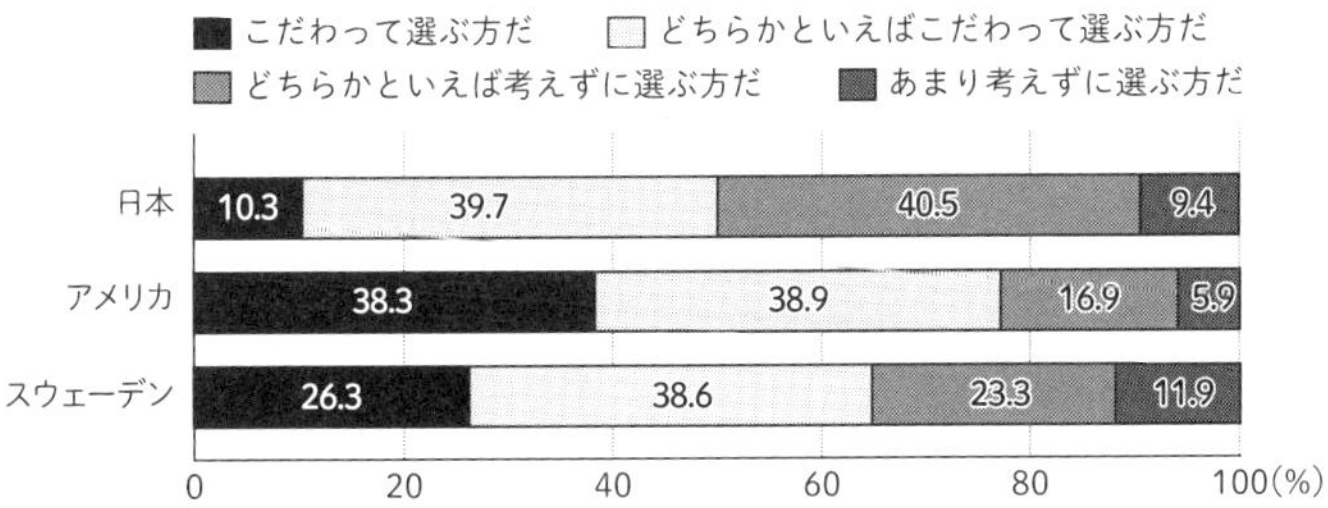

※ライオン「日本・アメリカ・スウェーデン 3カ国のオーラルケア意識調査」

オーラルケア用品についても、こだわって選んでいる人がアメリカでは77・2％、スウェーデンでは64・9％いるのに対し、日本では49・9％が「どちらかといえば考えずに選んでいる」という結果でした。オーラルケア用品の年間平均購入金額を見ると、スウェーデンが８４１５円（1クローナ15・86円換算）、アメリカが８３５４円（1ドル１０４・24円換算）に対し、日本は４９６５円に過ぎません。購入金額からも、セルフケアに対する意識が低いことがわかります。

「もっと早くから検診や治療を受けていれば」と後悔している人が約８割も！

おざなりなセルフケアをしているだけで、定期検診に行く習慣もなく、歯が痛くなったら歯医者に駆け込むことを繰り返していると、どうなるのでしょうか。

定期検診に行く習慣が7割近くの人にあり、セルフケアにも関心が高いスウェーデンでは、80代の残存歯数の平均が21・1本もあります。日本では80代の平均が13本ですから8本もの差が出ているのです。

予防をしっかり行っていなかったせいで、年齢を重ねるにつれ歯のトラブルに見舞われ、

第3章

歯を残すためにあなたができること
予防歯科を日々の習慣にするために

どんどん歯を失っていき、後悔している人は少なくありません。

２０２０年に日本歯科医師会が行った「歯科医療に関する一般生活者意識調査」があります。15～79歳の１万人を対象にした大規模な調査です。

「１～２年の間に歯や口の問題（痛くなる、腫れる、詰め物が取れるなど）で日常生活に支障をきたしたことがあるか」という問いに対し、51・４％と半数の人が「ある」と答えています。年代別に見ると、40代以降は半数を超え、60代では58・５％と約６割の人が支障をきたしていたのです。そして、「歯の検診や治療をもっと早くしておけばよかった」と後悔している人は76・６％にも達しています。歯のトラブルが多くなる60代では81・２％もの人が後悔していました。

少し古いデータになりますが、雑誌『プレジデント』（２０１２年11・12月号）の「金持ち老後、貧乏老後」の特集号で、55～74歳の１０００人のアンケート調査が掲載されています。「健康について後悔していること」では２位の「スポーツなどで体を鍛えればよかった」、３位の「日頃からよく歩けばよかった」を抑えて、「歯の定期検診をうければよかった」が１位でした。

図10　歯科医療に関する一般生活者意識調査

・歯や口の問題で日常生活に支障があるか

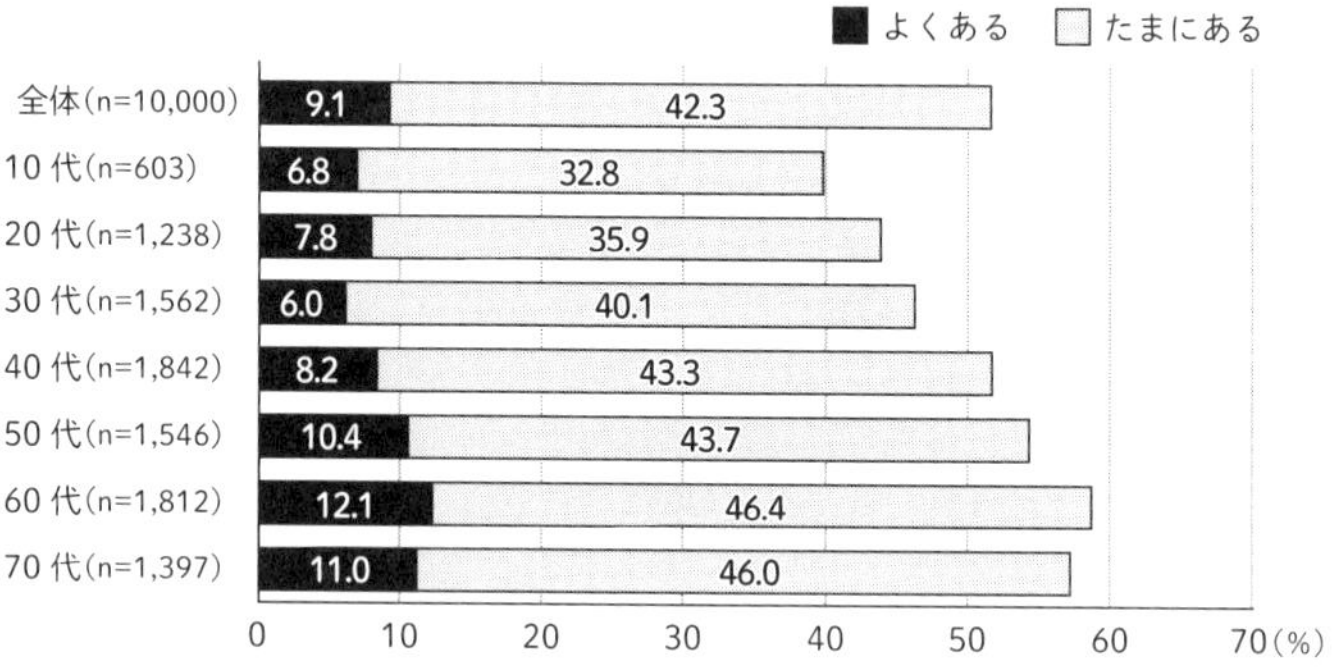

・もっと早くから歯の検診・治療をしておけばよかったと思うか

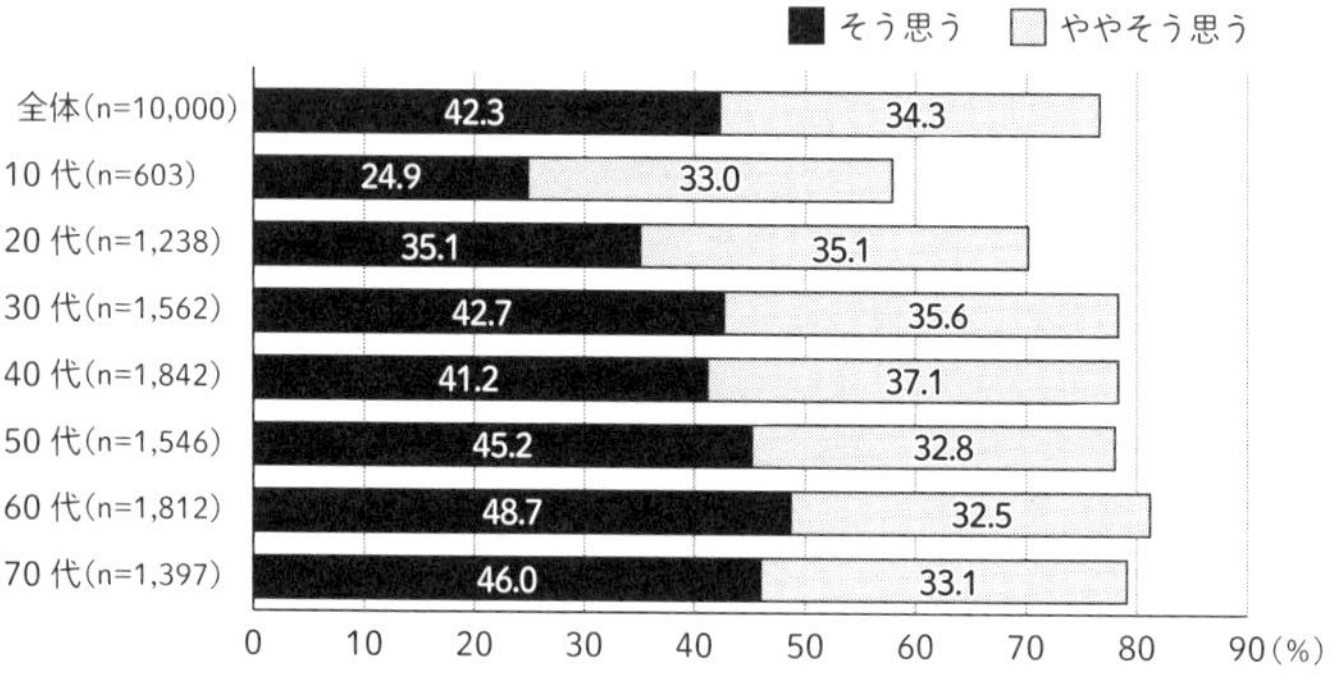

出典：公益社団法人日本歯科医師会

セルフケア＆プロフェッショナルケアが予防歯科の基本

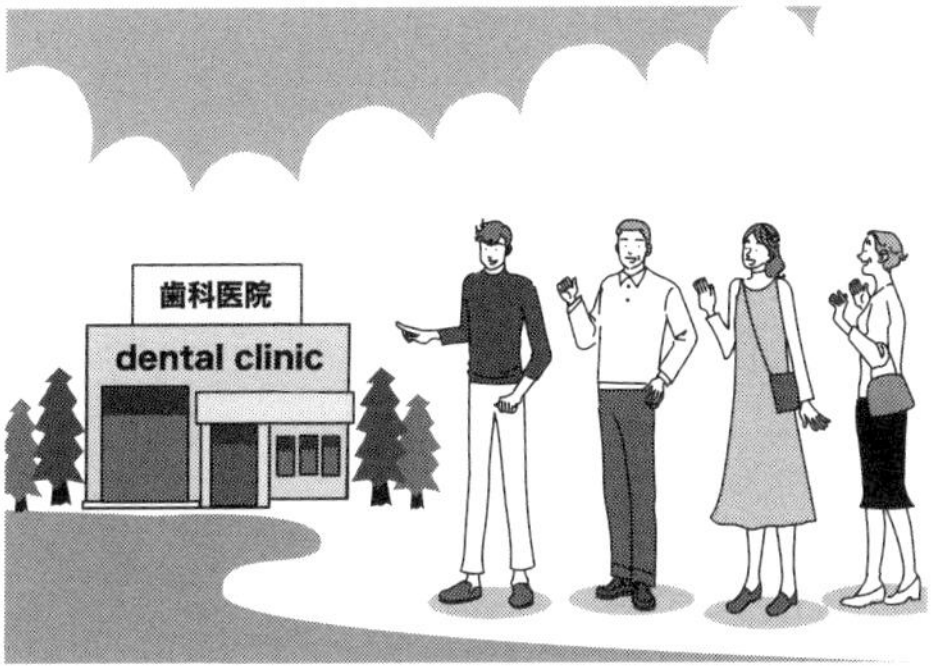

歯を失ってから後悔するよりも、歯を失わないよう予防することが大事です。予防は歯磨きなど自宅で行うセルフケアが基本になります。しかし、歯と歯茎の境目や歯と歯の間など、完璧に歯垢（プラーク）を取り除くのは難しく、歯石となってしまいます。歯石はブラッシングでは取れません。したがって、定期的に歯科医院で専門の器具を使って歯石を取り除く必要があります。こうしたプロフェッショナルケアは欠かせません。

また、自分では磨けていると思っていても、自己流では磨き残しが意外に多いものです。歯並びや歯磨きの癖など一人ひとり異なるので、自分に合った磨き方、歯ブラシの選び方、デンタルフロスや歯間ブラシなどの補助器具の使い方などを、専門家である歯科衛生士にアドバイスしてもらうことで、セルフケアの質が向上します。

セルフケアとプロフェッショナルケアは予防歯科の車の両輪です。どちらが欠けても成果は上がりません。

マイナス1歳からの予防歯科

予防歯科に取り組むのは、早ければ早いに越したことはありません。究極の予防歯科は胎児のときから始まります。「えっ、お母さんのお腹にいる胎児に、どうやって予防歯科を行うの?」と不思議に思われたでしょう。

実は1980年代からスウェーデンのアクセルソン博士が「プライマリー・プライマリー・プリベンション」、要約すると「マイナス1歳からの予防歯科」を提唱しています。妊婦に対して予防歯科の重要性を説明し、母親の口腔内が清潔に保たれていることが生まれてくる子どもの虫歯の予防につながると呼びかけたのです。その後、3~5歳くらいの間でストレプトコッカス・ミュータンス菌(MS菌)など虫歯菌が母子感染することが論文で発表され、マイナス1歳からの予防歯科の重要性が認識されるようになりました。

生まれたばかりの赤ちゃんには、歯もなければMS菌も存在しません。生後半年から2

虫歯菌の主な感染経路

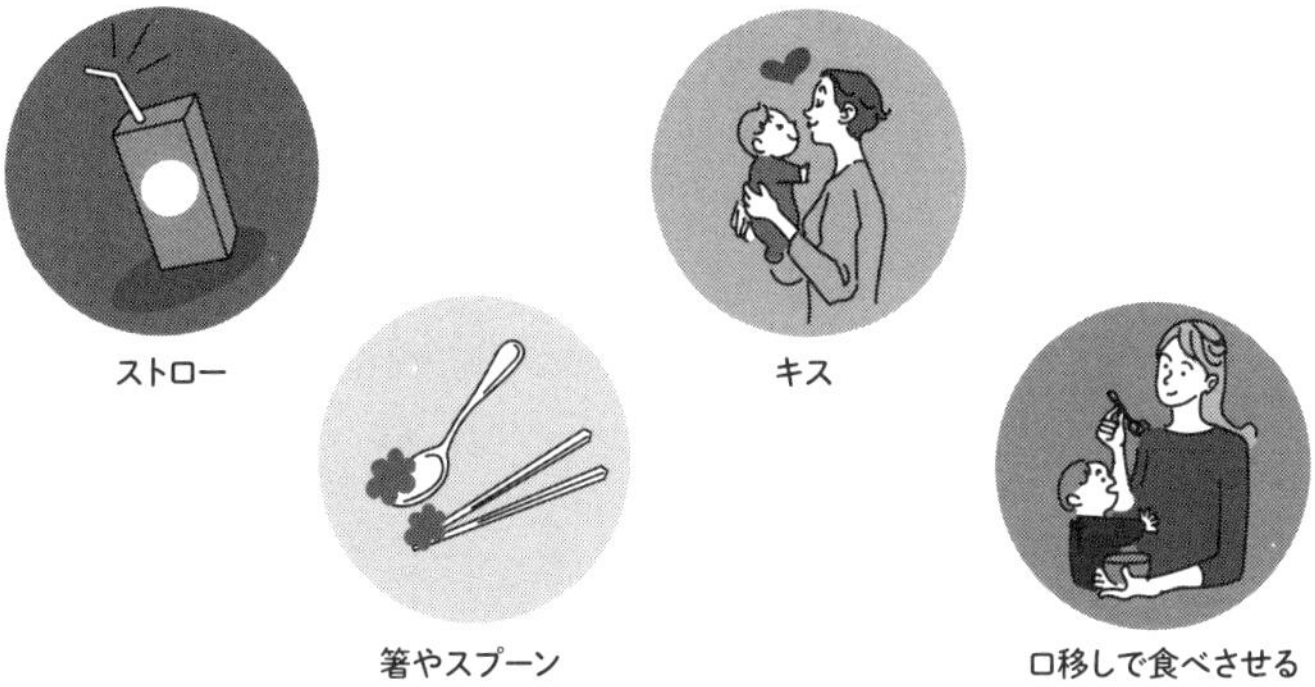

歳くらいまでの間に乳歯が順番に生えてきます。その乳歯が虫歯になるのを防ぐためには、次のような予防策が考えられます。

1　母親など感染源となる大人の口腔内のＭＳ菌を少なくする

2　感染経路を遮断する

3　子どもが砂糖など甘いものを摂るのを制限する

　1については、妊娠中から母親が歯科医院に定期検診に通い、口腔内を清潔に保つことが重要です。同居する父親や祖父母もメインテナンスに通い、口腔内のＭＳ菌を少なくしておく必要があります。

　2の感染経路については、子どもと同じスプーンなどで食べたり、噛み与えをしたりすることで

糖分を多く含む食べ物

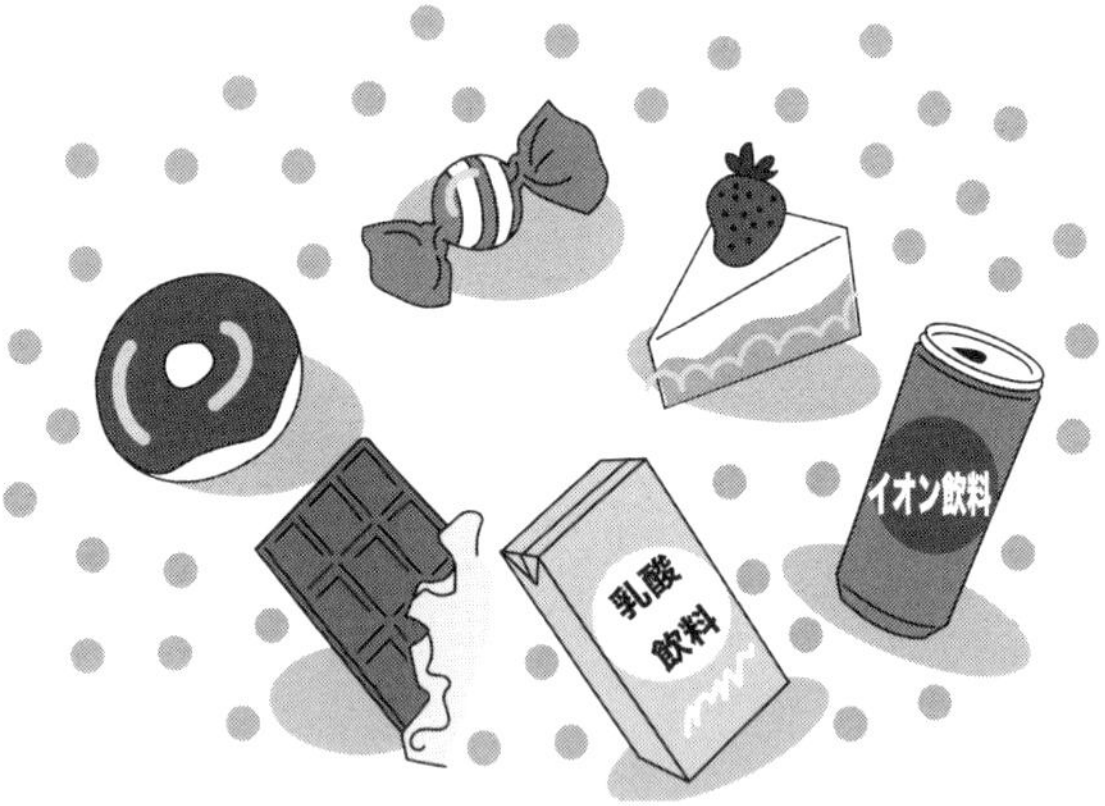

MS菌が感染する可能性があります。スプーンやお箸を共有しないこと、噛み与えしないことなどが求められます。

3の砂糖など甘いものの制限ですが、子どもの口の中に糖分が残っていると、MS菌が定着する可能性が高くなります。チョコレートや飴などのお菓子だけでなく、糖分を含むジュースや清涼飲料水なども摂らせないように注意します。

1の大人が歯科医院にメインテナンスに通うことは、ぜひとも実行していただかなくてはいけません。子どものためにも、ご自身が70代、80代になっても20本以上の天然歯を残すためにも必要なことです。

しかし、2については育児に追われ、仕事も

乳歯が虫歯になるまで

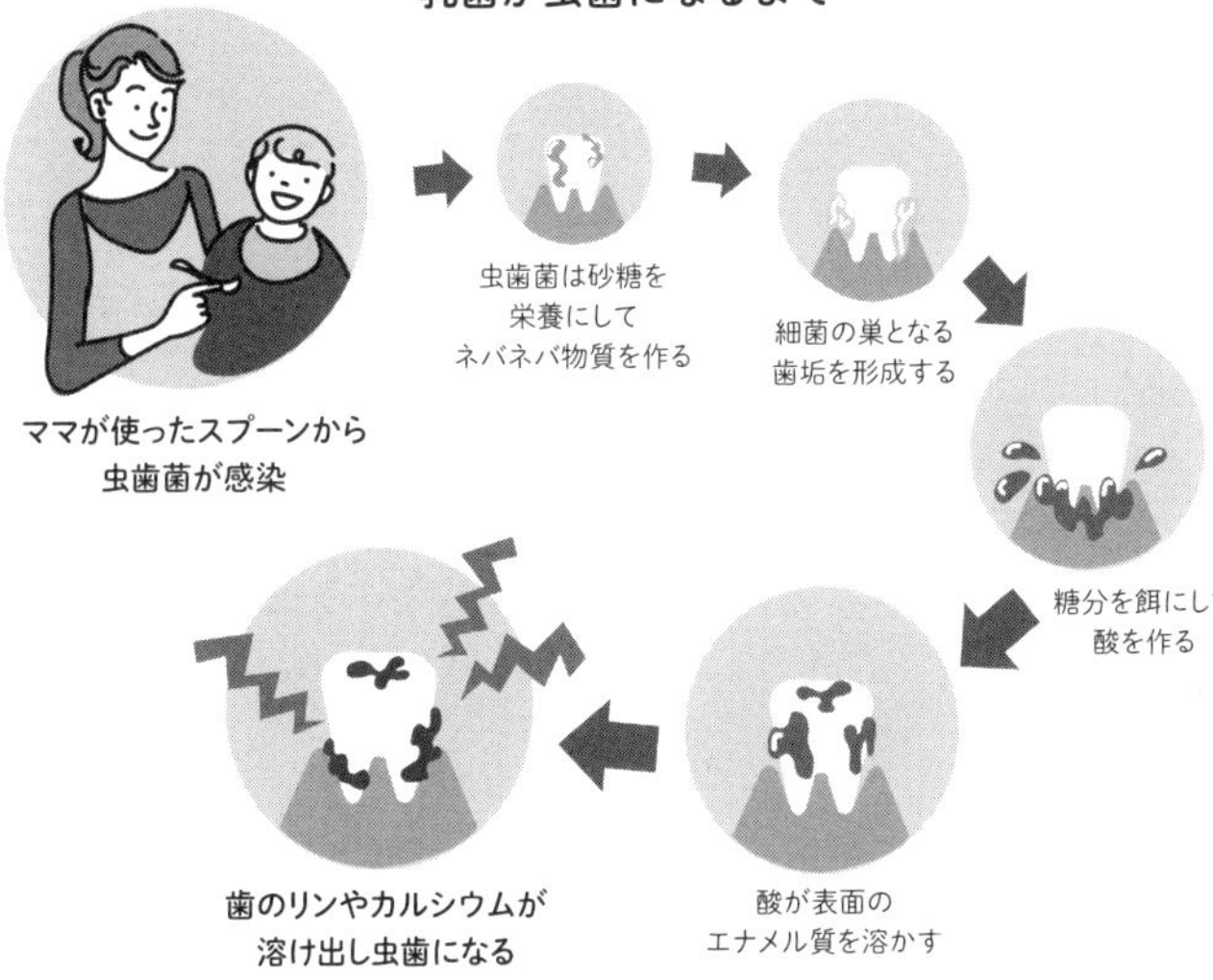
ママが使ったスプーンから
虫歯菌が感染
虫歯菌は砂糖を
栄養にして
ネバネバ物質を作る
細菌の巣となる
歯垢を形成する
糖分を餌にして
酸を作る
酸が表面の
エナメル質を溶かす
歯のリンやカルシウムが
溶け出し虫歯になる

している母親が多い中、スプーンやお箸の共有はダメと言っても、毎日のことですから限界があります。また、3の甘いものを摂らせないよう徹底することも難しいでしょう。例えば、祖父母が可愛い孫を喜ばそうと買ってきてくれたお菓子を、むげに断るわけにもいかないのではないでしょうか。また、2や3については、アレもダメ、コレもダメと制限ばかりでは、愛情を持って子どもを育てるという一番大事なことを見失ってしまいがちです。

そこで、妊娠時からキシリトールを摂取することで、子どもの虫歯の予防ができないか研究が重ねられました。

図11　介入3ヵ月後のＭＳ菌数
対照群では8人に1人、キシリトール群では2人に1人がローリスク（ＳＭ≦1）であった。

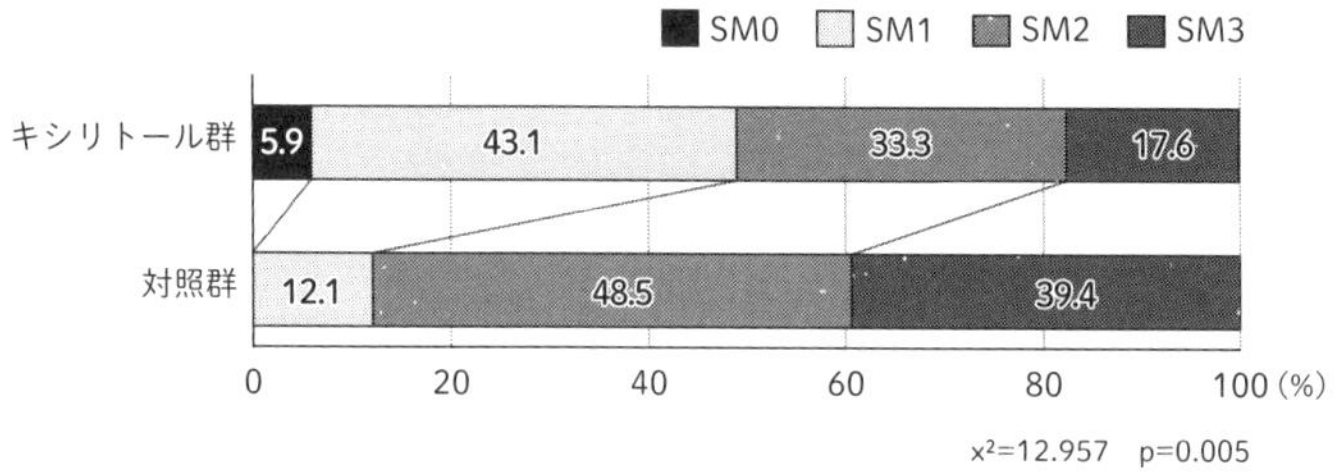

図12　各月齢時点において虫歯が検出された子の割合

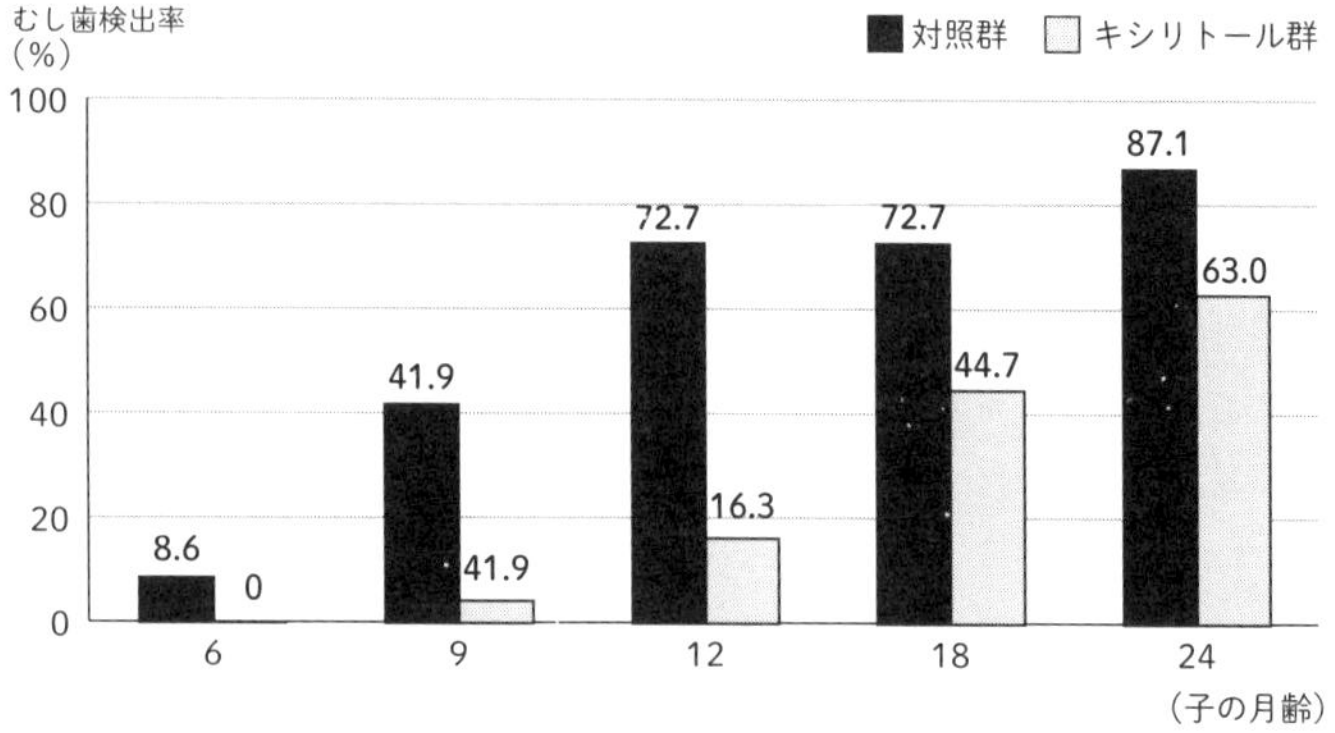

出典：『マイナス１歳からはじめるむし歯予防』仲井雪絵

キシリトール摂取が推奨される理由は、キシリトールによってMS菌はネバネバしたバイオフィルムを産生できなくなり、MS菌が歯に付着するのを防ぐことができるから。さらに摂取を継続すると、MS菌が歯のエナメル質から剝がれやすくなるのです。その結果、母子間のMS菌の感染を阻止できる可能性が高くなります。キシリトールは食品なので、妊婦が摂取しても安全です。

妊娠6ヵ月目から出産9ヵ月後までの13ヵ月間、保健指導に加えてキシリトール100％のチューインガムを1日4回噛むキシリトール群と、保健指導のみでキシリトールを摂取しない対照群に分けて、母子の口腔内のMS菌の多さを比較した調査があります。

3ヵ月後に母親の口腔内のMS菌を調べたところ、キシリトールを摂取していない対照群では菌数がローリスクにまで減った人が8人に1人の割合だったのに対し、キシリトール摂取群では2人に1人がローリスクに減っていました。

そして、子どもの月齢ごとにMS菌の検査をしたところ、9ヵ月以降虫歯が検出された子どもの割合は、キシリトール群のほうが低いことがわかりました。

当院では、妊婦の患者に通常のブラッシング指導やメインテナンスのほかに、キシリトール摂取も勧めています。

女性は歯周病にかかりやすい？

女性の口腔内の環境は女性ホルモンに大きな影響を受けます。

歯周病菌の中に女性ホルモンを好む菌があり、女性ホルモンが活発に分泌されると一気に増殖します。生理前後に歯肉が腫れることがあるのも、女性ホルモンの分泌が関係しているからです。

初潮を迎えて思春期になると、女性ホルモンが活発に分泌を始めて歯周病菌が増殖し、歯茎が腫れる思春期性歯肉炎にかかりやすくなります。

妊娠時も女性ホルモンが大量に分泌されること、ホルモンのバランスの崩れによって唾液が少なくなることで、妊娠性歯肉炎のリスクが高くなります。また、つわりによる胃液の逆流で口腔内が酸性に傾いて、虫歯も発生しやすくなるのです。

反対に女性ホルモンが低下する閉経期になると、唾液の分泌量が低下することで口腔内が乾燥するドライマウス（p96参照）になり、細菌が繁殖しやすい環境になります。また、骨密度が低下し、歯を支える歯槽骨も弱くなり、歯周病が重症化する要因になります。

このように女性には歯周病など歯のトラブルに見舞われやすい時期があるのです。セルフケアがおろそかにならないよう、ライフステージに合わせて注意していただきたいと思います。定期検診などメインテナンスを継続することは言うまでもありません。

喫煙は歯周病の最大のリスク！

タバコが健康によくないことは周知の事実ですが、歯に対しても悪い影響を与えていることをご存知ですか。

厚生労働省が2004年の国民健康・栄養調査で「喫煙習慣と歯の状況」を調査したところ、残存歯数が20本以上の人の割合が、喫煙者は60代で53・6%に対し、非喫煙者は71・9%、70歳以上では喫煙者が22・3%、非喫煙者は32・3%と、いずれも非喫煙者のほうが多いという結果でした。

国立がん研究センターがん対策研究所が発表した「喫煙、禁煙年数と歯の喪失の関連について」という論文があります。男性の喫煙状況と残存歯数が20本以下になるリスク（9

図13　喫煙習慣別、歯の本数が20本以上の割合（40歳以上）

年齢	喫煙状況	総数		0本		1～9本		10～19本		20～27本		28本以上	
		人数	%	人数	%	人数	%	人数	%	人数	%	人数	%
総数	現在習慣的に喫煙している者	951	100.0	68	7.2	105	11.0	158	16.6	394	41.4	226	23.8
	過去習慣的に喫煙していた者	733	100.0	66	9.0	84	11.5	122	16.6	309	42.2	152	20.7
	喫煙しない者	774	100.0	69	8.9	75	9.7	104	13.4	303	39.1	223	28.8
40～49歳	現在習慣的に喫煙している者	259	100.0	0	0	5	1.9	19	7.3	122	47.1	113	43.6
	過去習慣的に喫煙していた者	100	100.0	0	0	0	0	5	5.0	48	48.0	47	47.0
	喫煙しない者	148	100.0	2	1.4	1	0.7	8	5.4	61	41.2	76	51.4
50～59歳	現在習慣的に喫煙している者	330	100.0	7	2.1	26	7.9	61	18.5	158	47.9	78	23.6
	過去習慣的に喫煙していた者	192	100.0	3	1.6	4	2.1	25	13.0	107	55.7	53	27.6
	喫煙しない者	176	100.0	2	1.1	4	2.3	15	8.5	86	48.9	69	39.2
60～69歳	現在習慣的に喫煙している者	218	100.0	20	9.2	27	12.4	54	24.8	89	40.8	28	12.8
	過去習慣的に喫煙していた者	212	100.0	14	6.6	26	12.3	36	17.0	96	45.3	40	18.9
	喫煙しない者	224	100.0	14	6.3	15	6.7	34	15.2	103	46.0	58	25.9
70歳以上	現在習慣的に喫煙している者	144	100.0	41	28.5	47	32.6	24	16.7	25	17.4	7	4.9
	過去習慣的に喫煙していた者	229	100.0	49	21.4	54	23.6	56	24.5	58	25.3	12	5.2
	喫煙しない者	226	100.0	51	22.6	55	24.3	47	20.8	53	23.5	20	8.8
（再掲）65～74歳	現在習慣的に喫煙している者	164	100.0	29	17.7	36	22.0	30	18.3	51	31.1	18	11.0
	過去習慣的に喫煙していた者	195	100.0	27	13.8	32	16.4	44	22.6	68	34.9	24	12.3
	喫煙しない者	200	100.0	21	10.5	30	15.0	34	17.0	69	34.5	46	23.0
（再掲）75歳以上	現在習慣的に喫煙している者	74	100.0	24	32.4	28	37.8	13	17.6	6	8.1	3	4.1
	過去習慣的に喫煙していた者	136	100.0	34	25.0	35	25.7	29	21.3	33	24.3	5	3.7
	喫煙しない者	133	100.0	40	30.1	36	27.1	30	22.6	21	15.8	6	4.5

注）女性においては、現在習慣的に喫煙している者の割合が少ないことから、喫煙の状況別、歯の本数を示すことは困難である。

出典：「平成16年国民健康・栄養調査」

本以上失う）について調査・分析したものです。

現在または過去に１日21本以上の喫煙者が歯を９本以上失うリスクは、非喫煙者の約２倍でした。過去に31年以上喫煙していた人のリスクは３倍です。禁煙してからの年数を比べると、禁煙して21年以上たっている人は非喫煙者とリスクは変わらず、10年未満と禁煙年数が短いとリスクは３倍になりました。

喫煙習慣が歯を失うことになる理由

タバコにはニコチン、タール、一酸化炭素など有害物質が多く含まれています。タバコを吸って最初に影響を受けるのは口腔内です。タバコや煙の成分が唾液に混じり、唾液がねっとりとしてきて口腔内の流れが悪くなり、食べ物のカスなどが残ってしまい、う蝕や歯周炎が発症しやすい環境になります。また唾液の分泌量が減り、口が乾いてしまうドライマウスになりがちで、歯石が付着しやすくなります。

さらに、タバコや煙の成分は口腔内の粘膜や歯肉から吸収されていきます。ニコチンには強力な血管収縮作用があり、歯肉の血流量を減少させ、血液の循環が悪化します。酸素

「喫煙、禁煙年数と歯の喪失の関連について」

図14・喫煙本数と９本以上歯を失うリスク

1日当たりの本数／2005年の喫煙状況

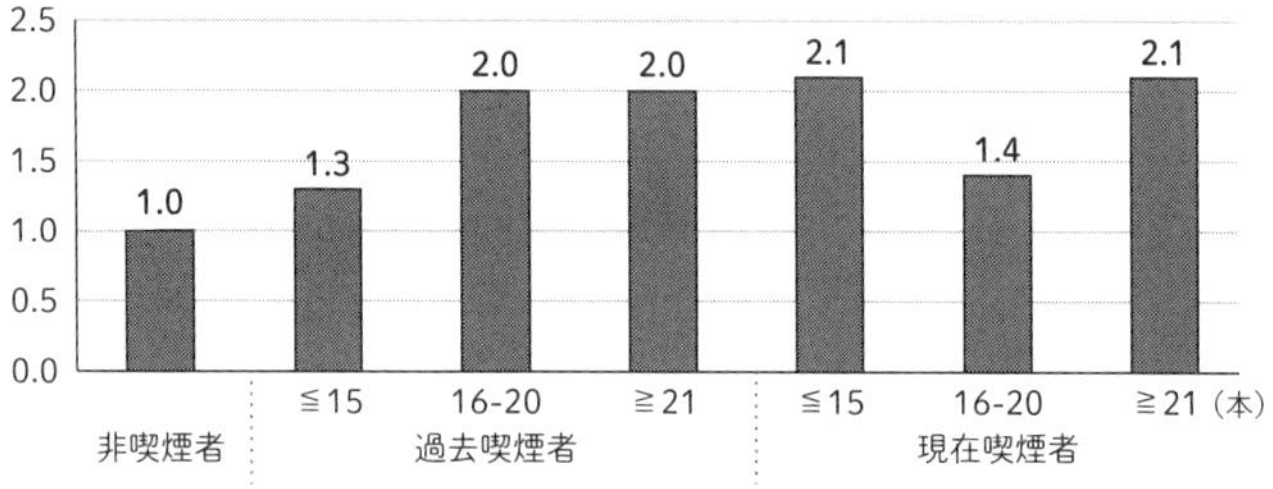

図15・喫煙本数と９本以上歯を失うリスク

喫煙年数／2005年の喫煙状況

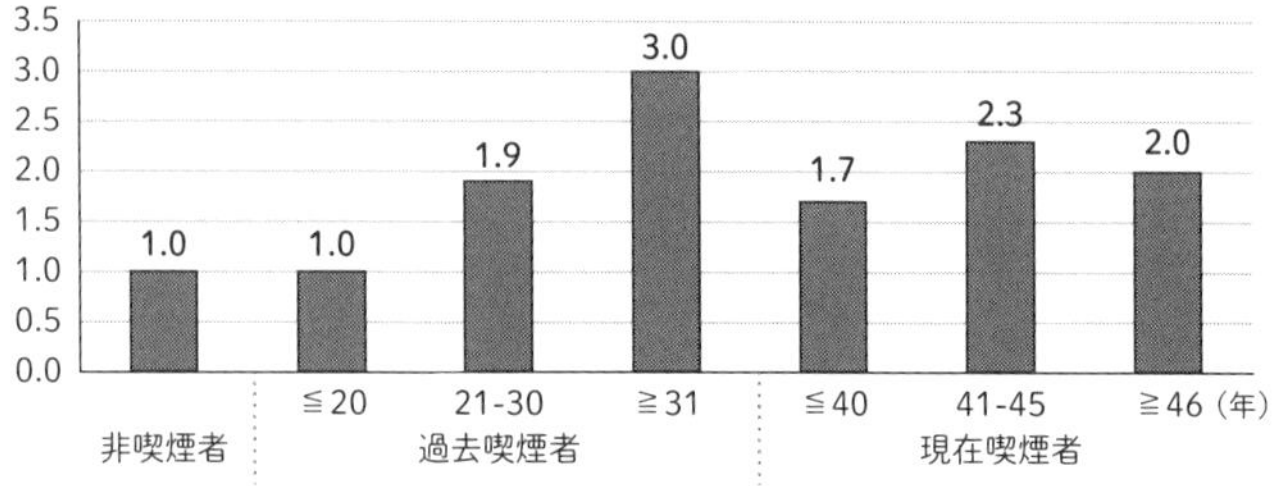

図16・喫煙本数と９本以上歯を失うリスク

禁煙年数／2005年の喫煙状況

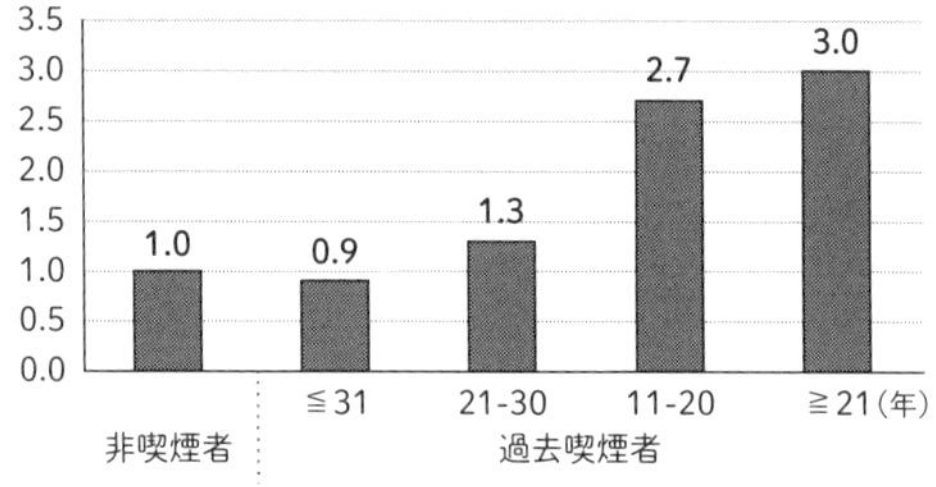

出典：国立研究開発法人国立がん研究センター がん対策研究所予防関連プロジェクト

が十分に供給されなくなり、歯周ポケットなどにいる空気を嫌う嫌気性菌の歯周病菌が繁殖することになります。歯周ポケットは深くなり、やがて歯槽骨も溶け始め、歯がグラついてくるのです。

また、ニコチンの血管収縮作用により、歯肉が炎症を起こしても出血や腫れが抑えられてしまい、歯周病に気付きにくくなり、重症化するリスクが高くなります。

そのほか、煙に含まれる一酸化炭素は免疫細胞の活動を抑制してしまうので、歯肉の傷も治りにくく、外科手術を行う際も良好な治療結果が得られにくくなります。

歯周病の予防や治療に、禁煙は絶対的な条件と言っても過言ではありません。喫煙習慣は歯周病に対してだけではなく、肺がんやその他のがん、狭心症、心筋梗塞、糖尿病などにも悪影響を与えています。本人だけでなく周囲の人にも受動喫煙の害が及んでしまうので、まさに百害あって一利なしでしょう。

ところが、禁煙を患者に勧めるべき歯科医師にも喫煙者がいます。海外では医療関係者が喫煙するなど考えられないことです。医療関係者でなくても、喫煙者は自己を律することができない者とみなされてしまいます。

私は日本禁煙推進医師歯科医師連盟に加入して会員にもなっています。喫煙習慣は歯にとってリスク以外の何物でもありません。機会があれば禁煙を訴えていますが、本書をお読みいただいている読者の方で喫煙者がいれば、すぐに禁煙していただければと思います。

セルフケアを実践するために知っておきたいこと

セルフケアについて歯科衛生士が患者からよく聞かれる質問や疑問についてQ＆Aで紹介しようと思います。参考にしていただければと思います。

Q どんな歯ブラシを使えばいいのですか？

A 一人ひとり歯並びが違いますし、磨き癖も異なります。同じ患者でも、そのときの口腔内の状態によって、どんな歯ブラシが適しているのか違います。

例えば、歯茎に痛みや腫れがある場合は、柔らかい毛の歯ブラシでないと磨けません。歯茎が引き締まり、痛みがなくなれば普通の硬さのものにします。また、毛先が徐々に細くなっていくテーパード型歯ブラシは歯周病対策によいとされていますが、炭水化物や砂糖を多く摂取している人の場合は、歯垢（プラーク）が硬めなのでフラットな形の歯ブラシのほうが歯垢を落としやすいでしょう。

このように、どんな歯ブラシが最適なのかを自分で判断するのは難しいと思います。定期検診のときに、専門家である歯科衛生士に選んでもらうとよいでしょう。歯科医院には市販品にはない歯ブラシもあり、その人に合ったものが選べると思います。

また、歯ブラシは古くなると歯垢を落とす機能が低下します。歯を磨く回数や磨き方によって消耗度が違いますが、1ヵ月を目安に新しいものと交換しましょう。

Q 電動歯ブラシのメリットとデメリットを教えてください。

A 電動歯ブラシにはヘッドの振動や回転で汚れを落とすタイプのほか、音波ブラシや超音波ブラシなどがあります。

電動歯ブラシのメリットとしては短時間に効率的に磨けるほか、手に力が入らなくなった高齢者などに適していると言われています。電動歯ブラシでの歯磨きは2～3分が目安なので、忙しくて歯磨きの時間を減らしたい人などには便利かもしれません。歯並びが悪くて磨き残しが多い人などにも向いていると言われています。
デメリットとしては、手に力が入らなくなった高齢者が使うにしては意外に重い電動歯ブラシもあること。手で動かさないでも磨けるのが電動歯ブラシの特徴ですが、振動がごくわずかで自分で押し付けないと歯垢が取れないのではないかと心配になる機種もあります。逆に使い方を間違えると、歯茎や歯を傷めてしまう可能性もあります。
電動歯ブラシも使い方が大事です。電動歯ブラシを使うなら、定期検診時に持っていき、モードの選び方や歯茎への当て方など、歯科衛生士にアドバイスしてもらうとよいでしょう。

Q 歯磨き剤はどんなものを選べばよいのでしょうか？

A ドラッグストアではさまざまな歯磨き剤が販売されていて、どれを選んでよいのか迷う人が多いようです。自分に合った歯磨き剤を選ぶには、歯磨き剤に含まれる成分をチェックしてみましょう。

虫歯予防を考えるならば、フッ素配合のものを。「フッ化ナトリウム」か「モノフルオロリン酸ナトリウム（MFP）」が含まれているかを確認してください。フッ素配合の歯磨き剤で日常的に歯磨きすることで、虫歯を予防する効果が得られます。成人・高齢者の根面虫歯に対して67％の予防効果があったという報告もあります。販売されている歯磨き剤の90％にはフッ素が配合されています。製造販売の承認基準によりフッ化物イオン濃度は1500ppm以下と定められていて、1450ppm程度までのものが販売されています。虫歯になりやすい人は多めのフッ素配合のものを選ぶとよいでしょう。

フッ素の効果を高めるためには、歯磨き後にすすぎ過ぎないこと。10～15㎖の水で1回うがいをして、その後1～2時間は飲食しないようにします。就寝前にフッ素配合の歯磨き剤を使うと効果的です。

ただし、チタン製のインプラントを入れている場合、フッ素入り歯磨き剤を使うと腐食する恐れがあるという研究報告があるので、避けたほうが無難かもしれません。

歯周病が気になる場合は、抗菌作用があるイソプロピルメチルフェノール（IPMP）、塩化セチルピリジニウム（CPC）、出血防止効果のあるトラネキサム酸、炎症を抑えるグリチルリチン酸ジカリウムなどが配合されたものがお勧めです。

知覚過敏の場合は、歯髄の周囲にイオンバリアを作って刺激から守る硝酸カリウム、刺激を伝達する象牙細管を封鎖する乳酸アルミニウムなどが配合されたものを選ぶとよいでしょう。そのほか、低発泡や低香味のものは、磨けていないのに磨けたつもりになるのを防げます。歯のエナメル質を傷付けないために低研磨性のものを選ぶのも大事です。歯磨き剤は毎日使うものですから、じっくりと配合成分を確認してから購入するようにしましょう。

Q フッ素とキシリトールの違いは何ですか？

A フッ素もキシリトールも虫歯予防に効果があります。

フッ素は元素であり、ほかの元素と結びついた化合物「フッ化物」として歯磨き剤に使用されています。フッ化物が歯の表面のエナメル質に作用すると歯質が強化され、酸に溶けにくくなり、再石灰化を促進します。また、虫歯菌が酸を産生するのを抑制する効果もあります。

キシリトールは天然甘味料の一種で、ラズベリーやイチゴ、プラム、カリフラワーなどにも含まれ、人の肝臓でも作られています。歯科医療用のガムに含まれているのは白樺や

フッ素の働き

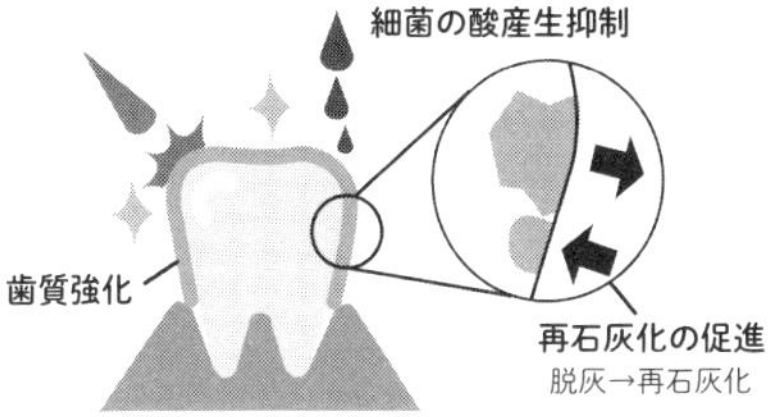

キシリトールの働き

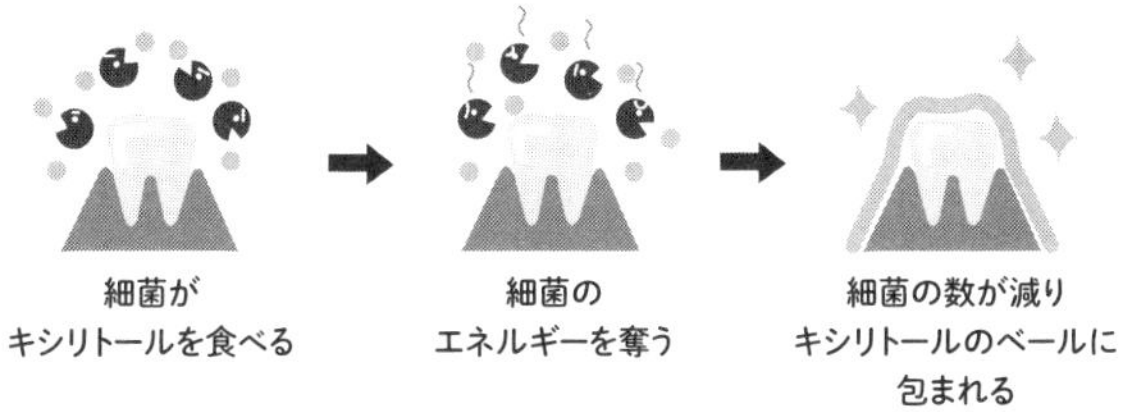

キシリトールが含まれる食べ物

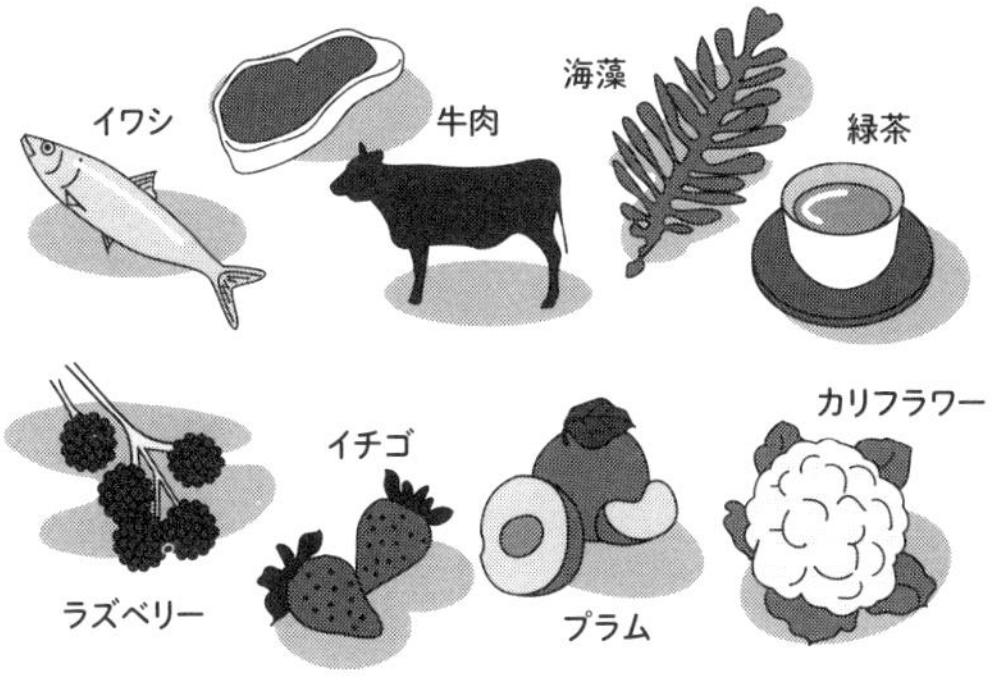
イワシ
牛肉
海藻
緑茶
ラズベリー
イチゴ
プラム
カリフラワー

樫から抽出されたものです。キシリトールは虫歯菌の増殖や歯垢（プラーク）の形成を抑制します。また、カルシウムと結合することで再石灰化を促すほか、唾液の分泌を促進することで口腔内を中和する作用もあります。吸収速度が遅いため血糖値が急激に上がることがなく、代謝にインスリンが必要でないため、糖尿病の人が摂取しても大丈夫です。

このようにフッ素もキシリトールも、虫歯予防に有効であることは間違いありませんが、フッ化物配合の歯磨き剤を使用し、キシリトールを摂取しているだけでは虫歯を予防できません。毎日の正しいブラッシングと歯科医院での定期的メインテナンスが予防の基本です。フッ化物やキシリトールは、あくまでも補助手段ということを忘れないでください。

Q 口が乾いてしまうドライマウスは虫歯や歯周病によくないと聞きましたが、なぜですか？

A ドライマウスとは唾液の分泌が減って口や喉が渇いた状態を指し、口腔乾燥症とも言います。1日に分泌される唾液は1〜1・5リットルですが、ドライマウスになると半分以下に減少します。舌が乾き、口の中がネバネバした感じになります。

唾液は常に口腔内を潤し、粘膜を保護し、口腔内の汚れを洗い流す自浄作用があります。また、唾液は「天然の抗生物質」とも呼ばれていて抗菌作用があり、口腔内の病原菌の繁殖を防いでくれるのです。そのほか、食後に酸性に傾いた口腔内を中性に戻し、歯の再石灰化を促す働きもあります。したがって唾液量が減ってしまうと、自浄作用が衰えて食べかすなどが長時間口腔内に残ってしまい、虫歯や歯周病が発生しやすくなってしまいます。粘膜の保護作用も低下するので、義歯が不具合になりやすく、嚥下障害も起きやすくなります。ドライマウスにならないための予防法をご紹介します。顔面体操、舌のストレッチ、唾液腺マッサージを行って唾液が出るようにしましょう。

ドライマウスの原因はさまざまです。加齢、口呼吸、噛む回数の減少、ストレス、薬の副作用、糖尿病などが挙げられます。また、シェーグレン症候群という病気で唾液の分泌量が減ることもあります。

ドライマウスの改善方法は、原因によって違ってき

ドライマウスの主な症状

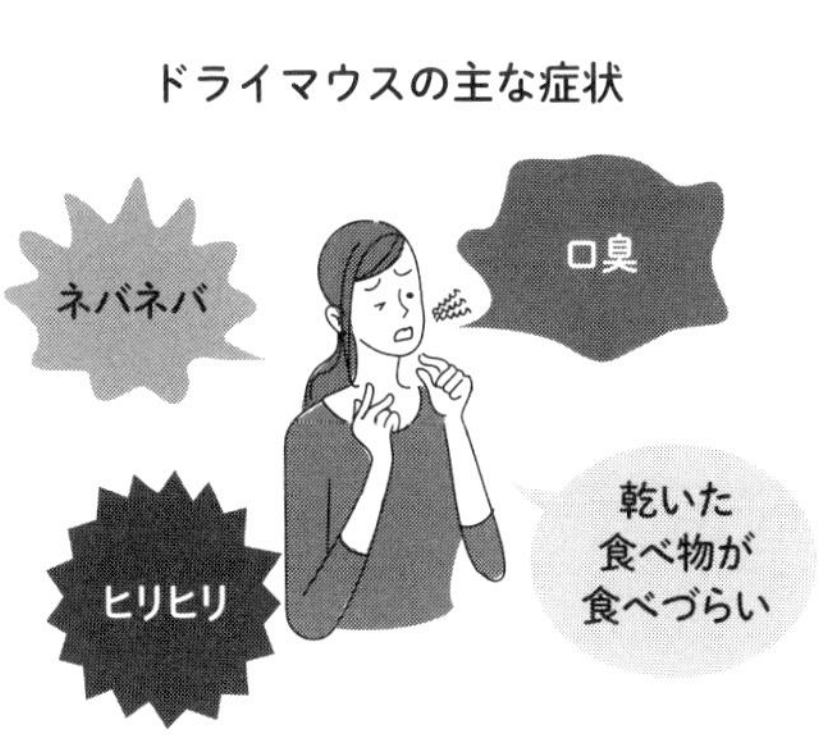
ネバネバ
口臭
ヒリヒリ
乾いた
食べ物が
食べづらい

ドライマウスにならないための口の予防法

顔面体操

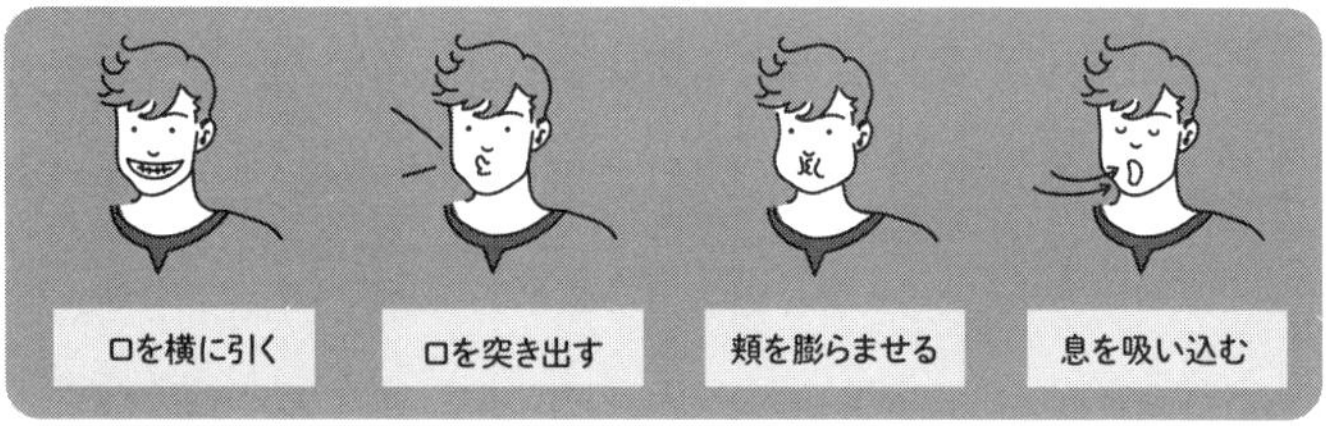

口を横に引く
口を突き出す
頬を膨らませる
息を吸い込む

舌のストレッチ

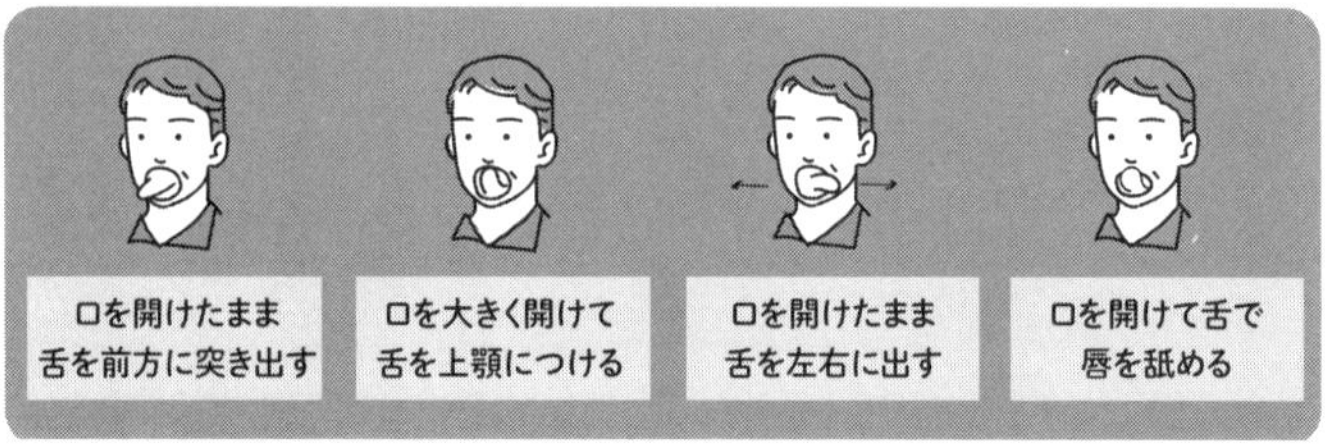
口を開けたまま
舌を前方に突き出す
口を大きく開けて
舌を上顎につける
口を開けたまま
舌を左右に出す
口を開けて舌で
唇を舐める

唾液腺マッサージ

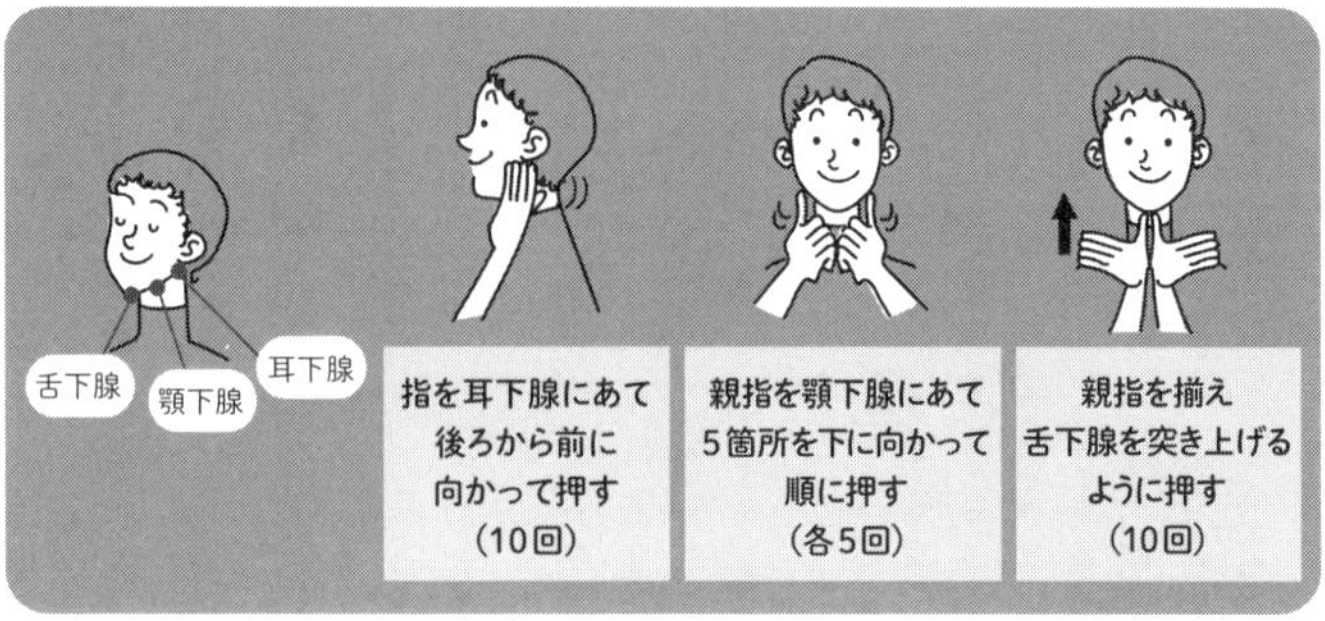

指を耳下腺にあて
後ろから前に
向かって押す

親指を顎下腺にあて
5箇所を下に向かって

親指を揃え
舌下腺を突き上げる
ように押す

ます。口や喉の渇きが続く、口の中がネバネバする、夜に口が乾いて目が覚めるなどの症状があれば、定期検診時に歯科医師に相談してください。

よく噛んで食べること、こまめに水分補給すること、ストレスを抱え込まないようリラックスを心掛けることなどは、ドライマウス対策だけでなく口腔を健康に保つのによい習慣なので、実践することをお勧めします。

Q 歯ぎしりや食いしばりは歯周病や虫歯と関係があるのですか？

A 睡眠中の歯ぎしりを家族に指摘されたり、仕事中に奥歯を噛みしめていたりなど、自分で気付かないうちに歯ぎしりや食いしばりをしていることがあります。歯ぎしりはストレスが原因の場合が多いとされていますが、歯の噛み合わせや被せ物が原因になっていることもあります。

歯ぎしりや食いしばりによって強い力が歯に加わり、歯のエナメル質が損傷したり、詰め物が欠けたり壊れたりすることもあります。歯と歯茎の間にすき間ができて歯周病菌や虫歯菌が入り込みやすくなります。

歯ぎしりや食いしばりがある場合、定期検診の際に歯科医師に相談してみましょう。噛み合わせに問題があるようなら、噛み合わせの治療が必要です。ストレスが原因ならば、質のよい睡眠をとり、運動することなどで自律神経の乱れを防ぎ、意識的にストレスを発散させるようにしましょう。

Q 緑茶は虫歯予防の効果があるのですか？

A 緑茶にはポリフェノールの一種であるカテキンという成分が含まれています。動物実験などでカテキンには虫歯菌に対して抗菌性があり、歯垢（プラーク）の形成を抑制する効果があると示されています。また、歯周病菌に対しても抗菌性があるという歯周病患者を対象にした研究もあります。

緑茶にはフッ素も含まれ、実験ではカルシウムが溶け出す脱灰作用を抑制する効果が認められています。東北大学が行った調査では、緑茶を1日4杯以上飲む高齢者は、緑茶を飲まない高齢者に比べ、約1・6本歯が多く残っていました。緑茶を飲む習慣が、長い目で見た場合に虫歯や歯周病予防に効果が出る可能性を示していると考えられます。

もちろん、緑茶を飲むだけで虫歯や歯周病を予防できるわけではありません。また、緑茶にはカフェインが含まれているので、飲み過ぎれば眠れなくなるという副作用も出てきます。糖分が含まれるジュースやコーラを避けるという意味で、緑茶は飲み物の選択肢の1つになるのではないでしょうか。

第4章

自分の歯をケアすることが全身の健康を守ることに！

最新の研究でわかった歯周病と全身の病気の関係

歯をケアすることは、さまざまな病気の予防にも有効

セルフケア＋プロフェッショナルケアという予防歯科の実践は、口腔内の清潔を保ち、虫歯や歯周病の予防になるほか、全身の健康を維持するうえでも大きな効果があります。第1章で簡単に説明しましたが、特に歯周病がさまざまな疾患を引き起こす要因になっていることが最近の研究でわかってきました。疾患ごとに歯周病との関連を説明しましょう。

歯周病が全身の健康に与える影響①

誤嚥性肺炎
口腔内の細菌を減らすことが誤嚥性肺炎の予防に

・誤嚥性肺炎は死因の第6位

誤嚥性肺炎とは、誤って気管に入った唾液中の細菌などが肺に感染して起きる病気です。通常は食べ物や唾液は口腔から食道を通って胃へと運ばれます。食べ物などを呑み込む際に咽頭蓋が気管に蓋をして、食道に流れるようになっているのです。健康な人であれば、食べ物などが誤って気管に入ってしまうと反射的にむせたり、咳をしたりして、誤嚥した

ものを排出します。ところが高齢者などは、この嚥下反射や咳反射が低下しているため、誤嚥が起きやすくなってしまいます。

誤嚥性肺炎は、2021年の人口動態統計の死因によると、悪性新生物(がん)、心疾患、老衰、脳血管疾患、肺炎に次いで第6位となっていて、約5万人が亡くなっています。

誤嚥には、多量に誤嚥する顕性誤嚥と、気付かないくらい微量の誤嚥の不顕性誤嚥があります。誤嚥性肺炎で多いのは不顕性誤嚥によるものです。夜眠っているときに不顕性誤嚥を起こし、唾液や胃からの逆流物などが少しずつ気管に入り、嚥下物に含まれている細菌量が多かったり、体力が衰えていて免疫力が低下していたりする場合に、肺炎を発症すると考えられています。不顕性誤嚥は繰り返し起きるのが特徴です。

・誤嚥性肺炎から口腔内の細菌を多数発見!

誤嚥性肺炎から見つかる細菌には、黄色ブドウ球菌、緑膿菌などのほか虫歯菌であるレンサ球菌や歯周病菌など口腔内の細菌が数多く含まれています。

そこで、誤嚥性肺炎の予防として、口腔ケアが重要視されるようになってきました。

図17　口腔ケア群と対照群の発熱発生者数、肺炎発症者数、肺炎による死亡者数

	口腔ケア群	対照群
発熱発生者数（%）	27（15）	54（29）**
肺炎発症者数（%）	21（11）	34（19）*
肺炎による死亡者数（%）	14（7）	30（16）**

（*: p < 0.05,**: p <0. 01）

24年間ののべ7日以上の発熱発生者ならびに肺炎による入院、死亡者数は、口腔ケア群で有意に少なくなっていた。

期間中の発熱発生率

期間が長くなるにつれ、口腔ケア群と対照群の発生率の差が大きくなっていた（p<0.01）

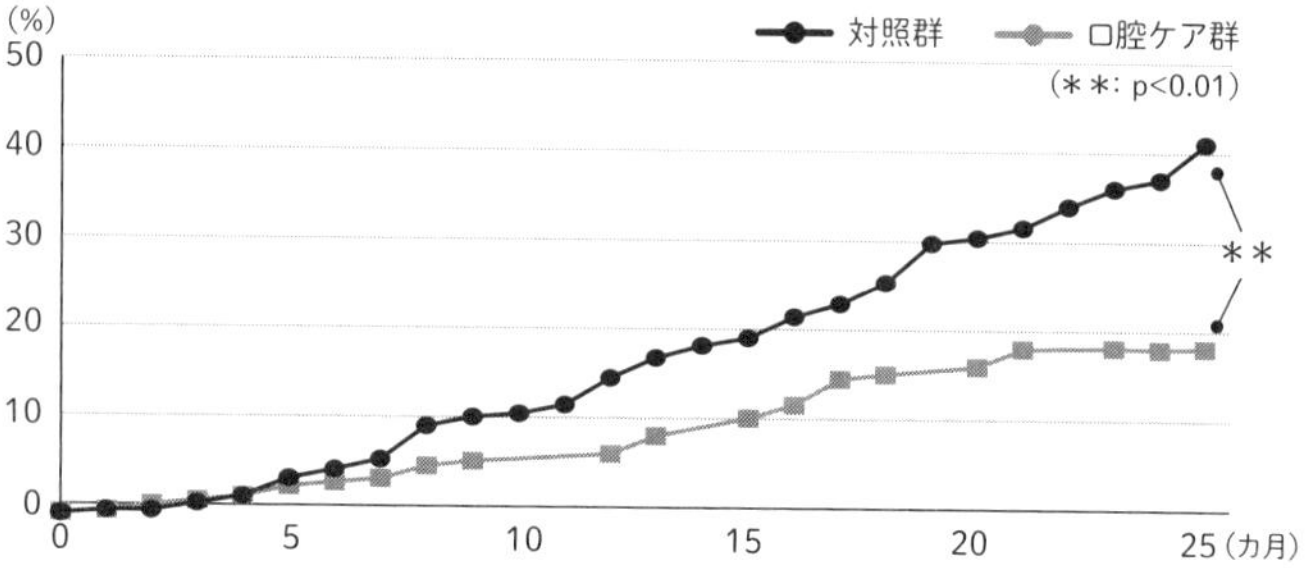

期間中の肺炎発症率

期間が長くなるにつれ、口腔ケア群と対照群の発症率の差が大きくなっていた（p<0.05）

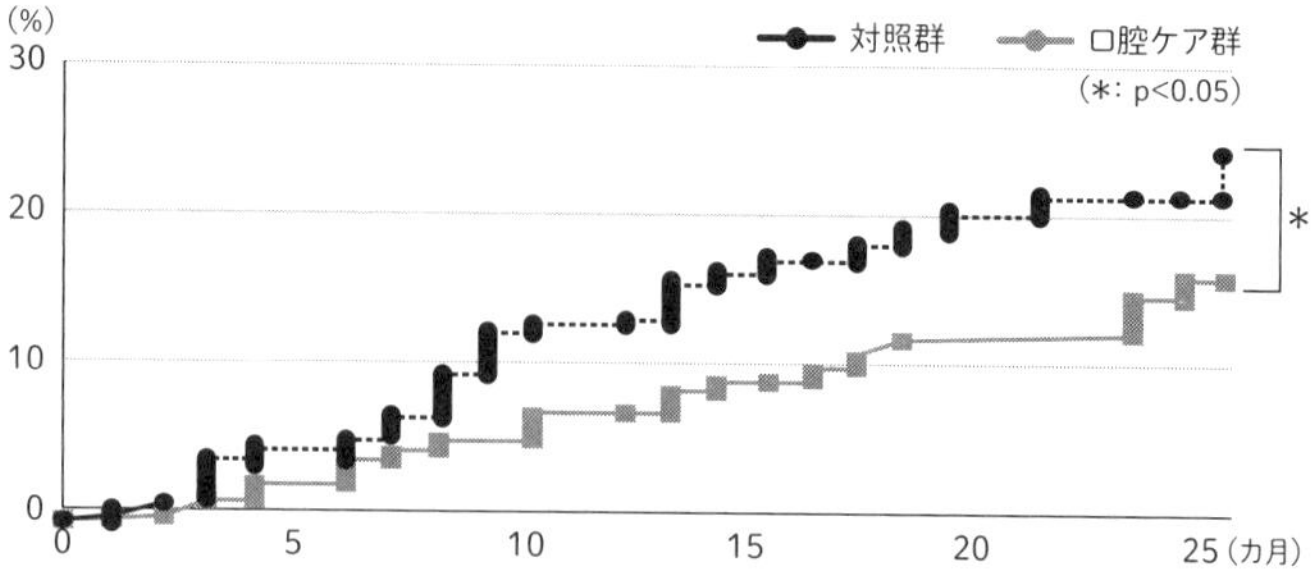

出典：「口腔ケアと誤嚥性肺炎予防」米山武義、鴨田博司

11ヵ所の特別養護老人ホームの入所者366名を対象にした2年間にわたる調査では、通常の本人や介助者が行うブラッシングなどセルフケアだけのグループと、歯科衛生士や歯科医師が歯石の除去などプロフェッショナルケアも実施したグループに分けたところ、プロフェッショナルケアを行ったグループのほうが、肺炎発症者や肺炎による死亡者が少なかったという報告があります。普段からセルフケアにプラスして定期検診でメインテナンスを受けることが、口腔内の細菌を減らし、誤嚥性肺炎のリスクを低くすることを示唆しています。

歯周病が全身の健康に与える影響②

糖尿病
歯周病を治療すれば糖尿病が改善！

・糖尿病＆糖尿病予備群は2000万人

厚生労働省の2016年国民健康・栄養調査では、20歳以上の国民のうち糖尿病が強く疑われる人、糖尿病の可能性を否定できない人を合わせると約2000万人にのぼっています。まさに国民病と言ってもよいでしょう。

糖尿病は、インスリンが十分に働かないため血液中のブドウ糖（血糖）が増えてしまう病気です。インスリンは膵臓から分泌されるホルモンで、血糖を一定の割合におさめる働きをしています。

私たちが食事をすると腸からブドウ糖が吸収され、血液の流れに乗って体のあらゆる臓器や組織を巡ります。血液中に流れているインスリンの手助けによってブドウ糖は臓器や組織の細胞内に入り込み、エネルギー源となって筋肉を動かしたり、脳を働かせたりしているのです。

インスリンは、ブドウ糖が細胞に取り込まれる際の自動ドアのセンサーのような役割を果たしています。インスリンというセンサーが働いて自動ドアが開かないと、ブドウ糖は細胞に入ることができません。インスリンというセンサーのおかげで、細胞の前まで到着したブドウ糖はすみやかに細胞の中に入ることができ、ブドウ糖が血液中にあふれることなく一定の濃度を保っていられるのです。

ところが、インスリンが不足したり効かなくなったりすると、センサーが働かず細胞内に取り込まれないため、ブドウ糖が血液中にあふれて血糖値が高くなります。糖尿病になると血糖値が常に高い状態になり、血液中にあふれているブドウ糖が血管を破壊して動脈硬化を起こし、脳卒中や心筋梗塞など重大な病気を引き起こす可能性が高くなります。

糖尿病は1型糖尿病と2型糖尿病に分けられます。

1型糖尿病は、膵臓でβ細胞というインスリンを作る細胞が壊れてしまうため、インスリンがほとんど分泌されません。そのため注射でインスリンを補う必要があります。

2型糖尿病は生活習慣や遺伝的影響でインスリンが分泌されにくくなったり、インスリンが効きにくくなったりします。日本の糖尿病患者の多くは2型です。

・歯周病は糖尿病の第6の合併症

さて、糖尿病と歯周病との関係ですが、歯周病が糖尿病の第6の合併症(ある病気が原因で別の病気になること)と言われているのをご存知ですか。

重症化すると失明する「糖尿病性網膜症」、透析の原因となる「糖尿病性腎症」、しびれや痛みを感じたり、逆に感覚がなくなったりする「糖尿病神経障害」、狭心症や心筋梗塞などの「心疾患」、脳梗塞や脳出血の「脳卒中」と共に、歯周病も糖尿病の合併症ととらえられています。

アメリカのピマ・インディアン族を対象とした調査では、成人のおよそ半数が2型糖尿

糖尿病と歯周病の関係

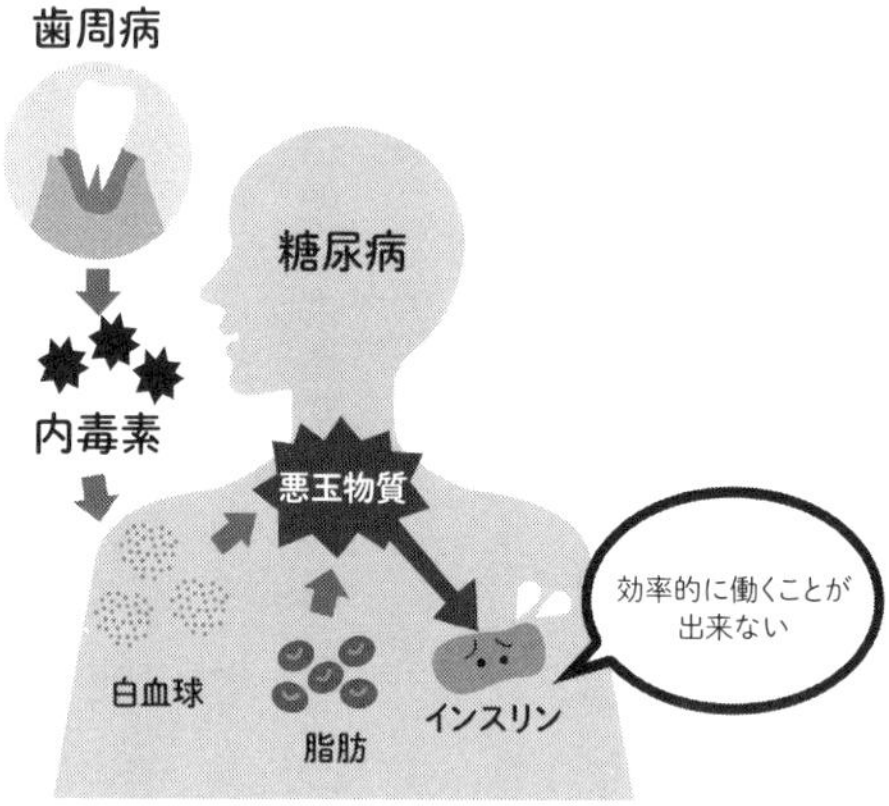

病を発症すると言われていて、非糖尿病群と比較して糖尿病群は歯周病の発症率が2・6倍高いことが示されました。アメリカの第3回国民栄養調査でも血糖コントロールが不良な糖尿病患者が歯周病にかかる割合が非糖尿病患者に比べ2・9倍高いことが報告されるなど同様の研究の発表が相次ぎ、歯周病は糖尿病の第6の合併症と呼ばれるようになったのです。

では、なぜ糖尿病患者は歯周病を発症しやすくなるのでしょうか。

高血糖による脱水傾向があるため、口腔内が乾燥して唾液の分泌量が少なくなり、自浄作用が低下して、歯肉に炎症が起きやすくなること。高血糖で免疫力が低下しているため、歯周病菌に対する抵抗力が弱まっていること。さらに、血糖値が高いため歯の組織が破壊されたり、歯の周辺の血行が悪くなったりすることも影響していると考えられています。

・歯周病患者は糖尿病になりやすい

一方、歯周病患者が糖尿病を発症しやすいことも、さまざまな報告で明らかになっています。例えば、第1回アメリカ国民栄養調査のデータを解析した研究では、2型糖尿病の発症は非歯周炎患者に比べ重度歯周炎患者は2・1倍であることが示されています。

また、九州大学が1961年から40歳以上の福岡県糟屋郡久山町の全住民に対して行っている疫学調査「久山町研究」で、1988年から1998年のデータを調べたところ、重度歯周病群は軽度群よりも10年後の耐糖能異常(糖尿病予備群)発症率が高くなっていました。

こうしたさまざまな研究によって、2013年のアメリカ歯周病学会とヨーロッパ歯周病学会は共同のコンセンサスとして、軽度から中程度の歯周炎は糖尿病の進行リスクを上昇させ、重度歯周炎は血糖コントロールを悪化させると発表しています。

では、歯周病は糖尿病の発症や悪化にどのように関係しているのでしょうか。

歯周病の治療が血糖値を改善

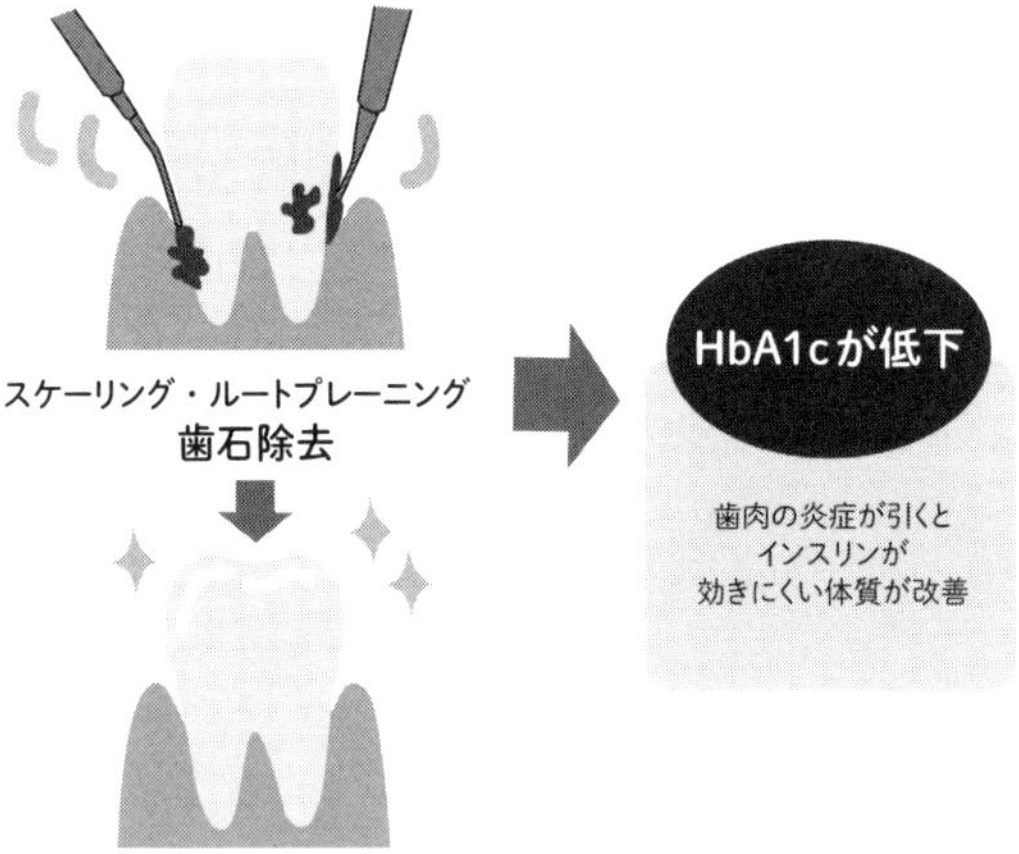

口腔内には歯周病菌が多く存在しています。歯周病歯から毒素が発生し、その毒素が血液中に流れてインスリンの働きを低下させ、血糖値を上げると考えられています。

また歯周病により歯肉炎などの炎症が起きますが、炎症性物質（サイトカイン）が多量に分泌されて体内を巡り、インスリンの働きを妨げているとも考えられています。

このように糖尿病の人は歯周病になりやすく、歯周病の人は糖尿病を重症化させやすいなど、糖尿病と歯周病は相互に悪影響を与え合っている関係なのです。

・歯周病の治療が血糖値改善に！

現在、糖尿病治療の現場では、歯周病を治

療することで血糖値をコントロールして糖尿病を改善しようという動きが注目されています。歯垢や歯石を取り除くなどの歯周病治療によって歯周病菌が少なくなり、インスリンの働きを低下させるのを防ぐことになるからです。

２型糖尿病患者に抗菌薬などの歯周病治療を行ったところ、炎症レベルを表す血清中のＣＲＰが低くなり、血糖値の状態を表すＨｂＡ１ｃも低くなったという報告は国内外で多数あります。また、広島県歯科医師会が中心になって行った調査では、重度の歯周病がある糖尿病患者に歯周病治療を行ったところ、ＨｂＡ１ｃが７・４１％から７・０２％へ減少。また重度歯周病患者に抗菌剤を使用した場合は、７・４０％から６・９１％にまで減少したことが報告されています。さまざまな研究によって、歯周病にかかっている糖尿病患者に積極的な歯周病治療をすることが推奨されています。

歯周病が全身の健康に与える影響③

心臓病（動脈硬化、狭心症、心筋梗塞）
歯周病が心臓病発症のきっかけに！

・動脈硬化が進行すると狭心症や心筋梗塞に

動脈硬化は血管の内壁にコレステロールなどが蓄積して、血管が狭くなったり硬くなったりした状態を指します。動脈硬化には2種類あり、コレステロールなどが溜まることで血管が狭くなるアテローム性動脈硬化と、血管にカルシウムが沈着して硬くなる石灰化という動脈硬化があります。動脈硬化が進行すると血栓ができやすくなり、狭心症や心筋梗塞を発症する引き金となることが知られています。

動脈硬化で血液の流れが悪くなると、心臓に酸素や栄養が十分に行きわたりません。急に激しい運動をしたり、強いストレスがかかったりすると、一時的に心臓が必要とする酸素や栄養が足りなくなり、胸や背中に痛みや圧迫感を覚えます。この症状を虚血状態と呼びます。

狭心症は、血管が狭くなることで血流が悪くなって虚血状態になります。ただし、一過性であり、回復します。発作は通常数分程度でおさまることが多いです。

心筋梗塞は血管内に血栓ができ、血管が完全に詰まって血流が途絶え、虚血状態になります。虚血状態が持続することで心筋が壊死を起こします。壊死した心筋は元には戻りません。治療が遅れて壊死が広範囲に及ぶと死に至る危険があります。

・歯周病が動脈硬化の原因になる可能性が

動脈硬化を発生させる原因として、悪玉コレステロールや中性脂肪の過剰摂取などが挙げられますが、最近では歯周病菌による感染もその1つと考えられています。

動脈硬化と歯周病の関係が注目されるようになったのは、動脈硬化を起こした血管から歯周病菌が見つかったという報告が相次いだことです。

なぜ、歯周病が動脈硬化を引き起こすことになるのでしょうか。

歯肉の血管から血液に乗って、歯周病菌や歯肉炎から産生される炎症性サイトカインが全身を巡り、血管を刺激することで血管内にアテロームプラークと呼ばれる粥状の脂肪性沈着物ができると考えられています。また、重症の歯周病でよく検出される歯周病菌(Pg菌=Porphyromonas gingivalis)の酵素は、血小板を凝集させ血栓の形成に関わっていることがわかっています。

歯周病があると心筋梗塞などのリスクが高まるという研究報告が、国内外で多く出されています。最近では東京大学のチームが産業医と連携して、36~59歳の男性約3000人を対象に5年間健康状態を追跡調査したものがあり、歯周病が強く疑われる人は心筋梗塞の発症が約2倍多いという結果でした。

・歯科の定期検診を受診している人は動脈硬化になる確率が低い！

歯周病を予防するには歯科医院での定期検診が不可欠ですが、定期検診を受けている人は動脈硬化になるリスクが低いという調査報告があります。東北大学が岩手県花巻市大迫町で行われている地域住民対象の疫学研究のデータを用いて、歯科定期検診の受診と動脈硬化の関係を分析した結果を発表しています。定期検診を受けていない人たちがアテローム性動脈硬化と判定される確率は、定期検診を受診している人に比べ2・16倍でした。

歯科医院の定期検診に通って歯周病を予防することが、動脈硬化を予防することにつながり、結果的に心筋梗塞などの発症を抑える可能性を示唆しています。

アメリカでは「Periodontal diseases kill heart」（歯周病が心臓を死なせる）、「Floss or Die」（デンタルフロスか死か）といった強烈なキャッチコピーの広告によって、口腔ケアを怠ると死に至る心臓疾患にかかることを警告しています。残念ながら日本では口腔ケアと心臓病との関係が、まだよく知られていません。歯科医院でのメインテナンスの重要性を認識していただければと思います。

歯周病が全身の健康に与える影響

④

早産・低体重児出産
歯周病が進むと子宮を収縮させる！

・低体重児出産が増えている

日本では妊娠22週から36週6日までの出産を早産と呼んでいます。早産で生まれた赤ちゃんの体重は500gほどで、長期間新生児集中治療室での治療が必要になり、呼吸障害などが現れやすくなります。早産の発生は全妊娠の5％程度です。

低体重児とは、出産時2500g未満の赤ちゃんを指します。人口動態統計で低体重児の割合を見ると、1975年には4・6％だったのが2019年には8・1％まで増えています。ほかの先進諸国に比べて多く、合併症や感染症にかかるリスクがあるため問題になっています。

・歯周病の炎症性物質が早産・低体重児出産のリスクに

1996年にアメリカで歯周病の妊婦が早産や低体重児を出産するリスクが7・5倍も

歯周病にかかると発生する炎症性サイトカイン

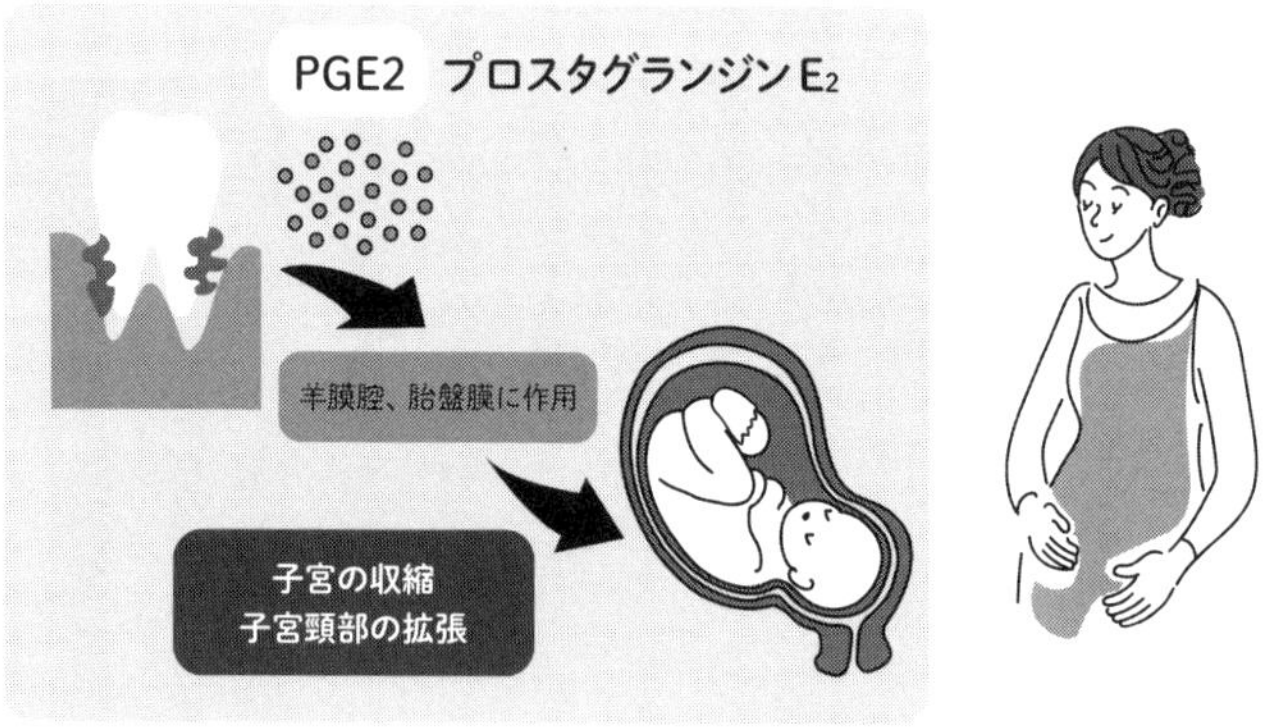

高かったという報告が出て、歯周病と早産・低体重児出産との関連性について注目されるようになりました。

歯周病にかかっていると、歯周病菌や炎症性サイトカインが口腔内から全身を駆け巡ります。そして、歯周病が進むとプロスタグランジンＥ２という酵素が増加することがわかっています。このプロスタグランジンＥ２は陣痛促進剤として使われている物質です。歯周病菌や炎症性サイトカイン、プロスタグランジンＥ２などが子宮や胎盤を刺激し、予定日より早く収縮が起きて、早産や低体重児出産の原因になると考えられています。

妊娠時はつわりなどで口腔内の細菌が増えてしまいがちです。さらに女性ホルモンが大量に分泌され、歯周病にかかりやすくなり、重症化しがちです。妊娠初期には使える薬も限られてきます。できれば妊娠前に歯周病を治療し、定期検診でメインテナンスを継続することが、早産や低体重児出産のリスクを抑えることになるでしょう。もし、歯周病にかかったまま妊娠した場合でも、安定期に入ったら歯科医院で治療することをお勧めします。

歯周病が全身の健康に与える影響⑤

認知症
歯周病菌によって認知症の原因「アミロイドβ」が増加

・高齢者の5人に1人が認知症に

認知症は判断力など認知機能が低下して、今まで通りに日常生活が送れなくなる状態を指します。日本における65歳以上の認知症患者は約600万人と推計されています。2025年には約700万人になると予測されていて、高齢者の5人に1人が認知症ということになります。

認知症を引き起こす原因となる病気はたくさんありますが、一番多いのがアルツハイマー型認知症で、全体の70％近くを占めています。

アルツハイマー型認知症の原因物質

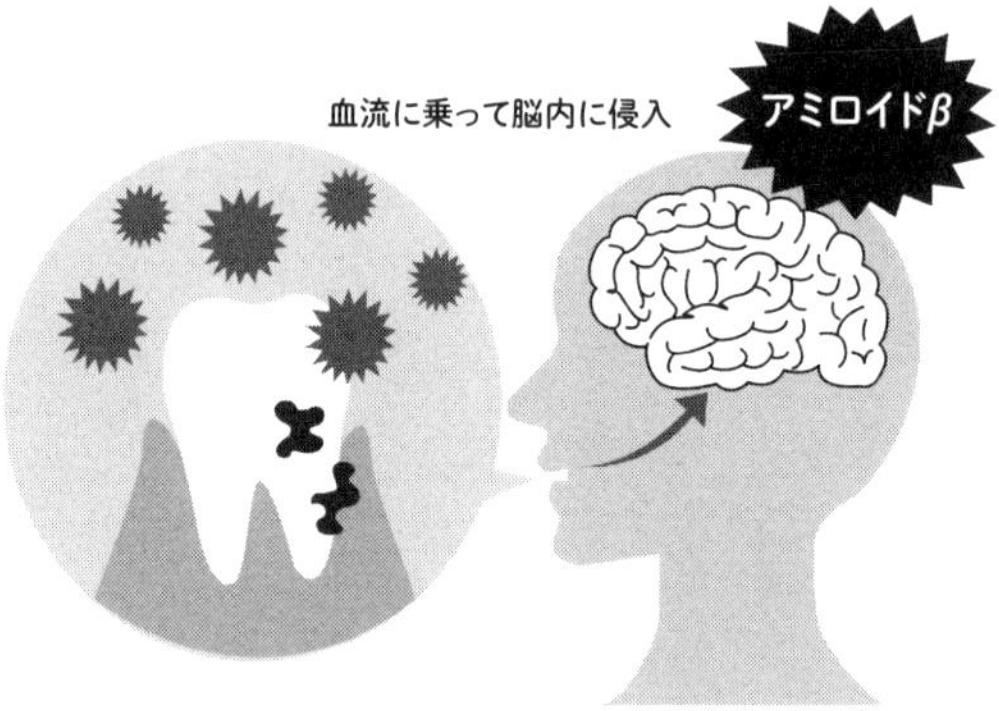

アルツハイマー型認知症の原因は脳内に溜まる「タンパク質のゴミ」と考えられています。その1つがアミロイドβです。脳の神経細胞が働くときに出る老廃物で、通常は睡眠時に排出されるのですが、アルツハイマー型認知症になると脳内の神経細胞の周囲に溜まって沈着します。アミロイドβが沈着すると、神経細胞の機能が低下。そして、アミロイドβの沈着が増えると、タウタンパクというタンパク質のゴミが神経細胞内に溜まっていき、神経細胞を破壊して死滅させます。こうした神経細胞の変性、死滅により、脳が委縮してアルツハイマー型認知症が発症すると考えられています。

・歯周病菌がアミロイドβの蓄積に関与

歯周病や虫歯などで歯を失うことが認知症に悪影

響を与えることが知られていますが（第1章p18）、最近の研究では歯周病菌がアルツハイマー型認知症に関与していると考えられています。

国立長寿医療研究センターと松本歯科大学の共同研究では、歯周病菌（Pg菌）を投与したアルツハイマー型認知症のマウスは、投与しなかったマウスに比べ認知機能が著しく低下したと確認されています。また、九州大学と中国北京理工大学の共同研究では、マウスに歯周病菌（Pg菌）を3週間連続で投与したところ、アミロイドβが10倍に増加し、記憶力も低下しました。歯周病菌が原因で発生するアミロイドβは、脳以外でもアミロイドβを作り、血液に乗って脳内に取り込まれることもわかりました。通常は脳に不要なものが入らないように血液脳関門という防御機構があるのですが、脳の血管内皮細胞にアミロイドβを取り込むラージという受容体があり、歯周病菌がラージを増やしてアミロイドβを脳へすり抜けさせていたのです。

現在はマウスでの実験段階ですが、人間の体でも同様のことが起きている可能性があります。つまり、歯周病を治療することで認知症の発症や進行を遅らせる可能性があるということです。

歯周病が全身の健康に与える影響⑥

関節リウマチ

歯周病の患者は関節リウマチになるリスクが2・7倍に！

・70万人以上が関節リウマチに

関節リウマチは、免疫の異常によって関節に痛みや腫れが生じます。朝起きたときにこわばりを感じるのが特徴です。関節の異常は、滑膜という関節を包む薄い膜で関節液を分泌する組織に炎症が生じることで起きると考えられています。関節炎によって痛みや腫れが生じ、滑膜の炎症細胞が増殖することで軟骨など周囲の組織が破壊されていき、関節の変形や脱臼などが起こり、日常生活に支障をきたすようになります。

関節リウマチは手足の指、手首のほか、肘、肩、膝、足首などに症状が出ることも。日本には約70〜100万人の患者がいると推定され、女性のほうが多いと言われています。30〜50歳に多いのですが、最近は高齢者にも増えています。

・歯周病が関節リウマチの発症に関係！

関節リウマチの原因は不明ですが、ストレス、遺伝的要素、女性ホルモンなどが関係しているのではないかと言われています。最近は歯周病も関節リウマチの発症に関係しているという報告が相次いでいます。

京都大学付属病院の研究チームが、健康な1万人を対象にした疫学調査を分析したところ、関節リウマチ患者が保有するCCP抗体（抗環状シトルリン化ペプチド抗体）が歯周病患者に多くあり、歯周病が重度になるほどCCP抗体価が高いことがわかりました。関節リウマチを発症していなくても歯周病患者はCCP抗体を持っているということです。歯周病菌がCCP抗体を産生するタンパク質「シトルリン化タンパク」を生成し、免疫が反応してCCP抗体を産生し、関節リウマチを発症させている可能性を示唆しています。

また、京都大学付属病院リウマチセンターを受診した72人の関節痛患者を追跡調査したところ、歯周病をもつ関節痛患者が関節リウマチと診断されるリスクが、歯周病のない患者に対して約2・7倍高くなることが示されました。

歯周病が全身の健康に与える影響

⑦

非アルコール性脂肪肝炎（NASH）NASH患者の歯周病菌保有率は健康な人の約4倍！

・アルコールを飲まない人にも脂肪肝が

肝臓に脂肪が多く溜まった状態が脂肪肝です。脂肪肝にはお酒の飲み過ぎによるアルコール性脂肪肝とアルコールを飲んでいなくても肝臓に脂肪が溜まる非アルコール性脂肪肝があります。アルコール性脂肪肝は肝炎や肝硬変に進むことがよく知られていますが、非アルコール性脂肪肝でも同じように進行するケースがあります。お酒を飲まないでも脂肪肝から肝硬変などに進行する肝臓病を、非アルコール性脂肪肝炎（NASH）と言います。

非アルコール性脂肪肝の人は国内では人口の約3割とされていて、NASHはそのうち2割程度と言われています。食事の欧米化などにより脂肪肝の人が増えていて、NASHも増加していくと予想されています。

・歯周病が肝臓にも影響

横浜市立大学や大阪大学の研究チームが、NASH患者102人の歯周病菌を調べたところ、保有率が52％あり、健康な人と比べて約4倍でした。また、歯周病のNASH患者に歯石の除去や歯肉の炎症を抑える抗生物質の投与などの治療を行うと、3ヵ月後には肝機能の数値が正常になったということです。

また広島大学の研究チームは、口腔内の歯周病菌が肝臓に感染し、肝臓の線維化を引き起こしてNASHの病態を進行させるという動物実験の報告をしています。

歯周病が肝臓にも悪影響を与えていること、歯周病の治療がNASHの改善につながる可能性が大きいことを示していると考えられています。

歯周病が
全身の健康に
与える影響
番外編

手術前の口腔ケアによって入院日数が短縮！

歯科医師や歯科衛生士による口腔ケアを手術前後に行うことで、入院期間の短縮や合併症の減少につながることが注目されています。口腔内には多数の細菌がいます。手術前に

手術前の口腔ケアの予防効果

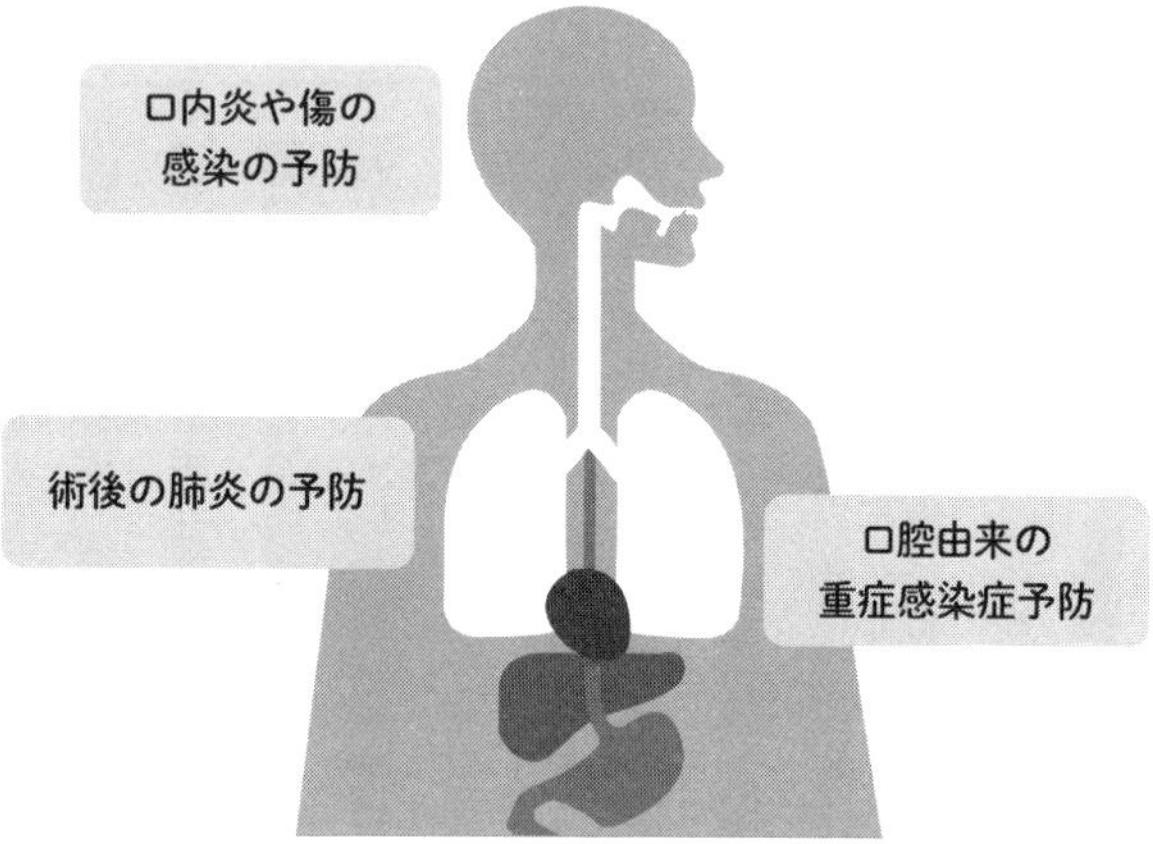

口腔内を清潔にすることで、口腔内の細菌が原因で発症する合併症を予防することができます。口腔ケアは全身麻酔をかける際に気管チューブを挿入したり、抜管したりするときに歯が欠けるなどの損傷を防ぐほか、手術後の咀嚼機能を維持することで、経口摂取を早期に始めることができ、入院日数の短縮につながります。当院にも大学病院からの紹介状を持った患者が来院されることが少なくありません。

千葉大学医学部付属病院で、歯科医師や歯科衛生士が歯周ポケットの改善や虫歯治療などを行って口腔内の機能を正常にした患者群と、従来の看護師による一般的な口内清掃などを受けた患者群に分けて調査したところ、消化器外科では専門的ケアを行った患者群は入院日数が29日だったのに対し、一般的なケアの患者群は42日でした。心臓血管外科でも専門的ケアを行った患者群は29日だったのに対し、一般的なケアの患者群は38・6日でした。

大阪警察病院の調査によれば、食道がんの手術では、術後合併症の発生率はケア未実施群（一般的なケアのみ）が77・8％に対し、ケア実施群では50％。合併症の中でも口腔内細菌が影響すると思われる術後肺炎に関しては、ケア未実施群が72・2％だったのに対し、ケア実施群では18・8％に過ぎませんでした。心臓手術に関しても、術後合併症発生率はケア未実施群で12・5％、実施群で9％。術後肺炎発生率はケア未実施群で8・3％、ケア実施群で4・5％でした。

次の章では予防歯科の根幹であるメインテナンスの流れについて解説していきます。

第5章

チーム医療によるメインテナンス

歯を守るための5つのステップ

患者一人ひとりに合わせた予防プログラム

予防歯科の目標は「自分の歯で一生、ものを噛めるようにする」ことです。そのために具体的にどんな診療を行っているのか、当院の例を紹介したいと思います。

当院ではX線（レントゲン）写真や口腔内写真の撮影、歯周ポケットの検査などを行って現状を把握すると共に、サリバテスト（唾液検査）の結果などから虫歯や歯周病のリスク評価を行い、患者一人ひとりに応じた予防プログラムを組み立てます。セルフケアのためのブラッシング指導などを行い、歯石除去などプロフェッショナルケアも実施します。口腔内の状態がよくなったら治療に移りますが、歯を削るのは最小限にとどめます。治療後にセルフケアの実践結果などを再評価して、定期的メインテナンスへとつなげていきます。初診→初期治療→評価→治療→再評価という5つのステップを踏む流れを、当院の予防プログラムとしています。

では、この流れに沿って詳しい内容を説明しましょう。

1回目の来院

問診を経てX線（レントゲン）写真撮影や歯周病の検査、口腔内写真撮影、サリバテスト（唾液検査）など、主に現状把握のための検査や撮影を行い、TBI＝ブラッシング指導を始めます。

【初診】

1　受付

必ず予約を取って来院してもらいます。再診や定期的なメインテナンスの場合も同様です。

2　問診票の記入

来院の理由（痛み、入れ歯の不具合、歯石除去など）、病気やアレルギーなど歯科治療に必要なことについて、事前に記入していただきます。

3　DVD観賞

当院の診療の流れや進め方、治療方針、予防歯科の大切さなどの内容を理解していただくために、15分ほどの映像を見てもらいます。この映像内容は業者に依頼して自主製作したものです。もちろん撮影と編集はプロの業者でナレーションはプロの声優に依頼しました。

4　診療室で問診と口腔内診査

歯科医師が問診票に沿って主訴（診療に必要なこと）を聞きます。患者の口腔内を視野で確認します。

5　X線（レントゲン）写真撮影

歯科医師がX線（レントゲン）写真を撮ります。虫歯や歯周病の状況を細かく確認したいので、上下の歯全体を撮影するパノラマレントゲンではなく、1枚に3～4本の歯が写るデンタルレントゲンで10～14枚撮ります。デンタルレントゲンの長所は、虫歯の進行状況が細部までわかること、隣接面の虫歯が確認できること、歯周病の進行状況がチェックできることなどです。パノラマレントゲンでは全体が見渡せ、親知らずの状況などがわかりますが、どうしても小さな虫歯など見落としが出てきてしまいます。デンタルレントゲンを撮影するのは手間と時間がかかりますが、正確な診断には必要です。

撮影後にX線（レントゲン）写真を見せながら、口腔内の現状を患者に説明します。

6　応急処置

耐えられない痛みがある場合など、応急処置が必要であれば治療します。当院では予約制で数日後に来院してもらうので、応急処置が必要な患者はほとんどいません。

7　担当歯科衛生士の紹介

当院では歯科衛生士は担当制になっています。初診から継続して同じ歯科衛生士が担当することで、患者の日常の習慣や性格なども把握したうえでセルフケアの指導が行えます。

8　口腔内写真撮影

診療前の口腔内の状態を医師、歯科衛生士が確認できるよう、また患者さんに口腔内がどんな状態であるかを説明するために歯科衛生士が歯科用カメラで撮影します。診療前後の口腔内写真を見比べることで歯肉の色調の違いなどがわかり、診療の効果を歯科医師、歯科衛生士、患者が共有できます。患者は自分の口腔内を視覚的に把握でき、問題点や改善が必要なことを理解する助けになるでしょう。歯科医師や歯科衛生士は口腔内写真を見ることで診療の効果を確認できると共に、患者のセルフケアの精度や理解度をチェックすることが可能です。

また、メインテナンスを継続して口腔内写真の撮影を続ければ経年変化もわかり、治療の資料的価値が出てきます。そのためには撮影部位や撮影倍率などを一定にした規格性の

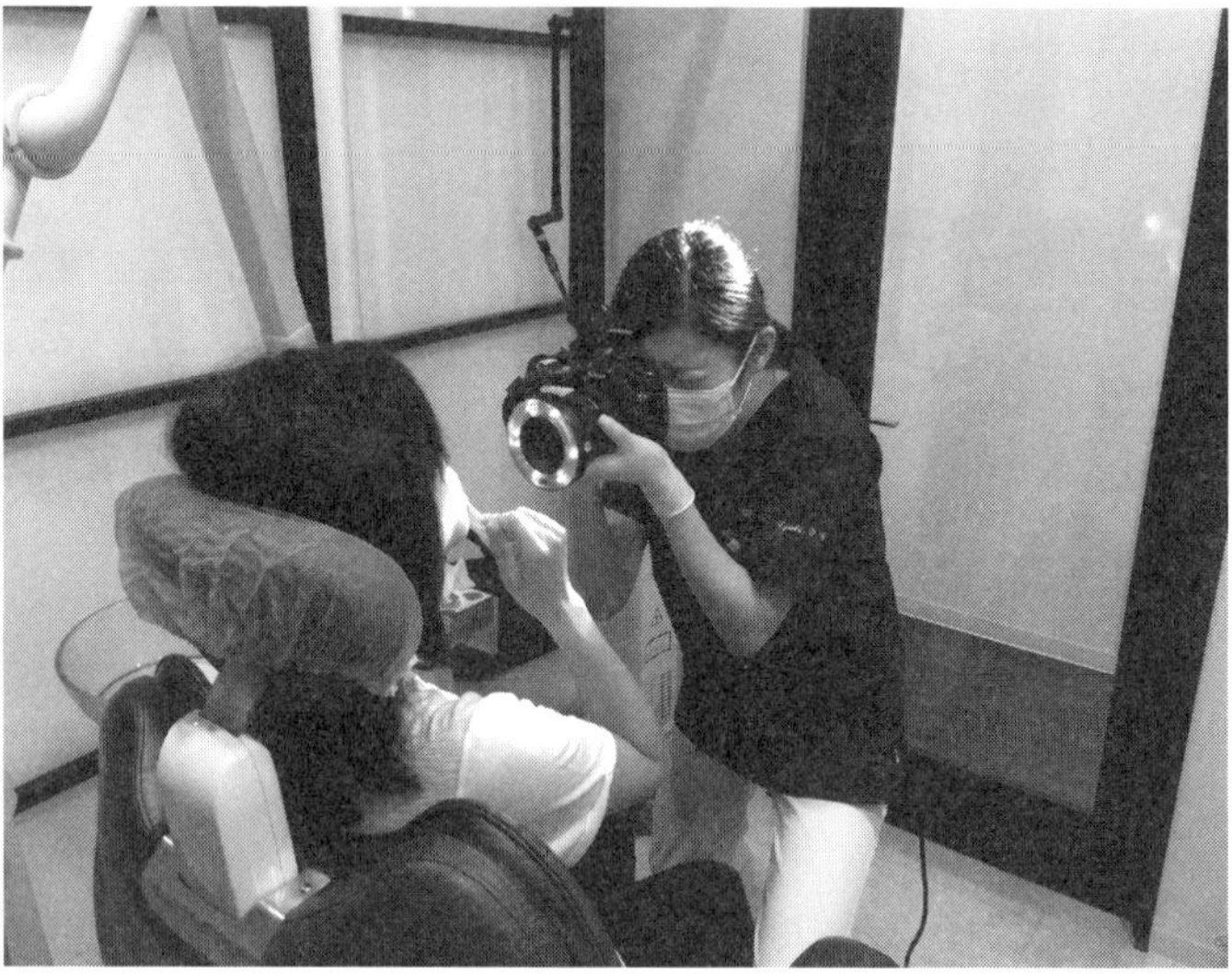

口腔内写真の撮影

ある写真でなければいけません。

当院では口腔内がすべてわかるよう12枚撮ります。患者に負担をかけないよう、3分以内で撮影するのを基本にしています。

9 サリバテスト（唾液検査）

唾液検査のことをサリバテストと言います。唾液の分泌量や細菌数、口の中の酸を中和させる能力について調べ、患者の虫歯の原因や虫歯になりやすさなどを分析します。

① ガムやワックスを5分程度噛んでもらい、唾液を集めて唾液量を測定。

② 検査用紙に唾液をたらし、5分後に何色に変わるかで中和能力がわか

ります。

③　検査棒を舌に当てて細菌を取り、4日間培養します。ミュータンス菌とラクトバチラス菌の数がわかります。

10　歯周基本検査

歯科衛生士の個室で歯周病についての検査を行います。歯周ポケットの深さの測定と歯の動揺度を調べます。

歯周ポケットの測定には、先端が針のようになっているプローブという器具を使うので、プロービングとも呼びます。出血があるかどうかも確認。健康な歯肉では歯周ポケットの深さは1〜3㎜程度ですが、4㎜以上となると歯周炎が疑われ、重症になると6㎜を超える場合もあります。

歯の動揺度は、ピンセットなどで歯をはさんで歯がどのくらい動くのか確認します。動揺度はMiller（ミラー）の分類が使われます。

0度　揺れが0・2㎜以内で生理的動揺。正常です。

1度　前後方向にわずかに動きます。0・2〜1・0㎜以内。軽度の動揺。

2度　前後方向に1・0～2・0㎜ほど動くほか、左右方向にも動きます。中程度の動揺。

3度　前後左右方向に2・0㎜以上動くほか上下方向にも動きます。高度の動揺。

歯と歯槽骨の間には歯根膜があり、クッションの役割を果たしています。このクッションの揺れが生理的動揺です。歯周病で歯を支えている歯肉や歯槽骨の破壊が進むと、次第に揺れが大きくなっていきます。

11　TBI（ブラッシング指導）

TBIはTooth Brushing Instruction（トゥース・ブラッシング・インストラクション）の略で、ブラッシング指導のことです。歯垢の染め出しをして、磨き残しを確認。歯科衛生士が歯ブラシを当てる方向や力の入れ方など、患者一人ひとりの磨き癖などを考慮しながらブラッシング指導を行います。

12　診療体系説明

診療内容や通院期間など今後の診療の流れについて患者に説明します。

13　データ入力

初診で診療した内容や検査結果などをデータに入力。再診時にいつでも確認できるようにしています。

2回目の来院

初診時の検査の結果を説明し、初期治療(ブラッシング指導やプロフェッショナルケア)を行います。

14 顕微鏡で歯垢を確認

担当の歯科衛生士が患者の歯垢（プラーク）を取り、顕微鏡で動画を撮影。その場で患者に見てもらいます。生きている細菌に驚く患者がほとんどです。

15 虫歯と歯周病の原因説明

改めてなぜ虫歯になったのか、歯周病になったのか、その原因について説明します。虫歯も歯周病も口腔内の細菌によって引き起こされる病気であり、ブラッシングなどで歯垢を取り除くセルフケアと、歯科医院で歯石を除去するプロフェッショナルケアが、治療や予防に不可欠であることを理解してもらいます。

16 サリバテスト結果説明

前回行ったサリバテスト(唾液検査)の結果について説明します。グラフなどをモニター画面に出して、視覚的にわかりやすく示すようにしています。唾液量や虫歯菌の数、唾液

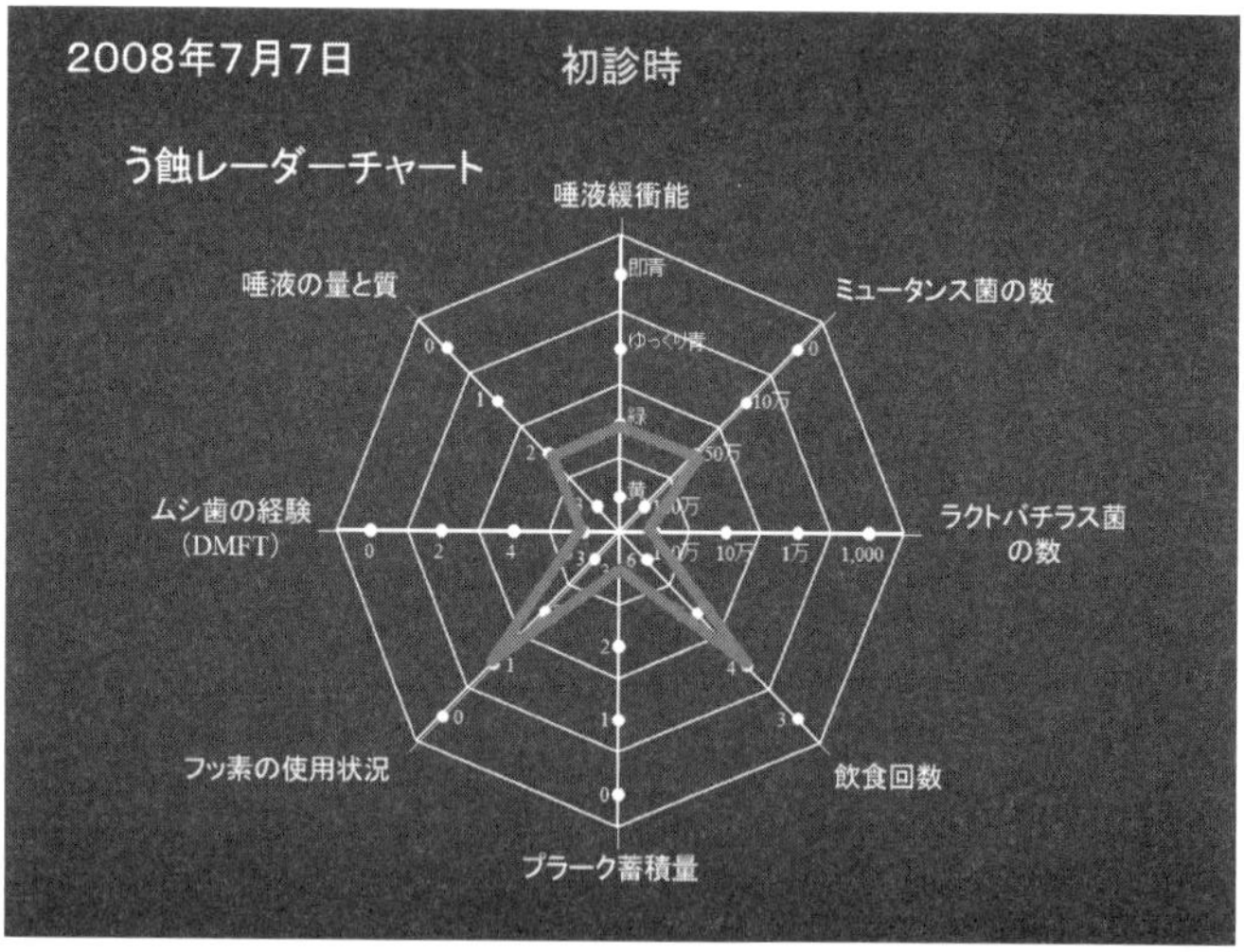

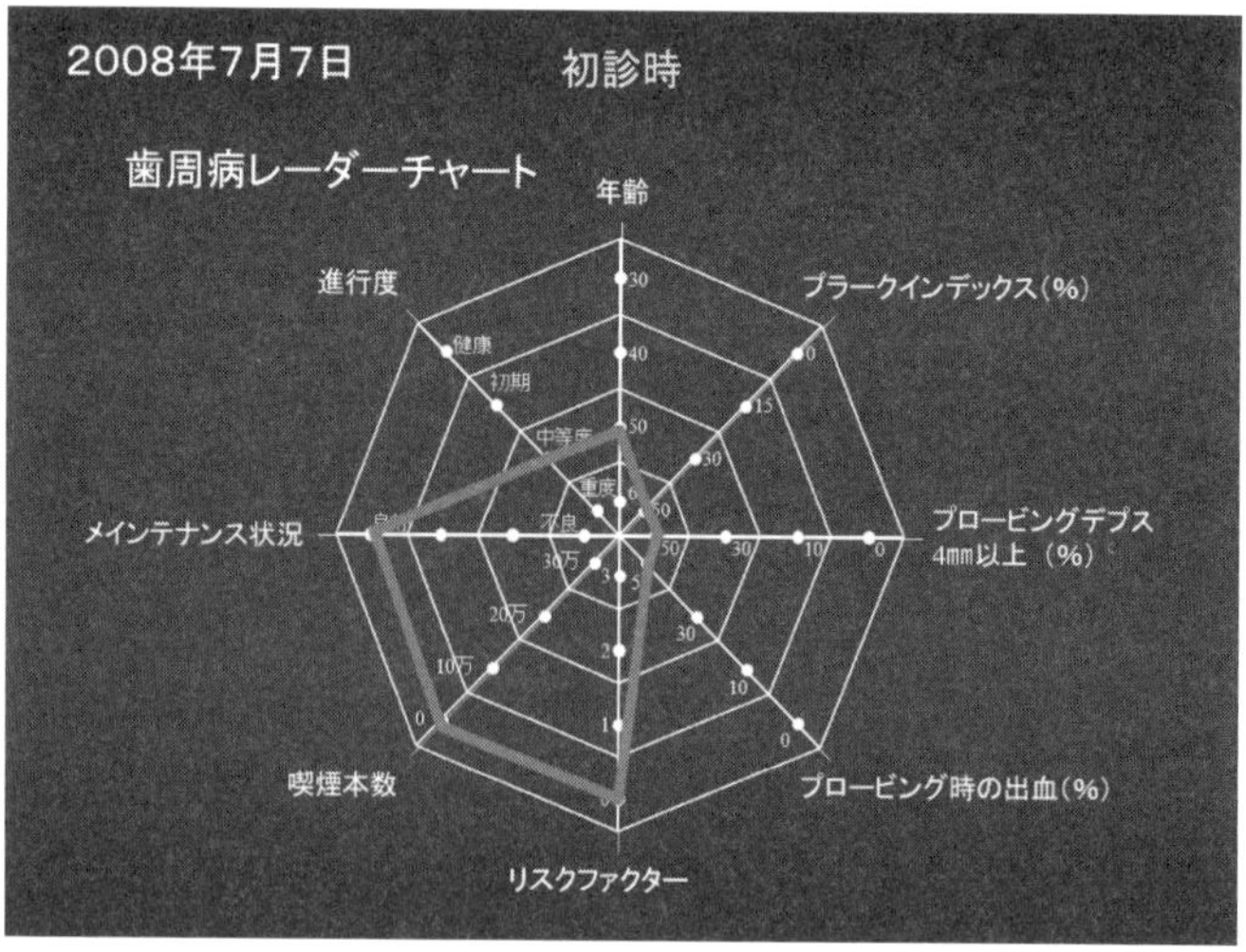

サリバテストの結果を示すグラフ

の質がわかり、虫歯になるリスクが判断できます。

【初期治療①】

17 TBI(ブラッシング指導)

前回行ったブラッシング指導通りに磨けているのか確認。セルフケアの基本はブラッシングなので、徹底的に指導します。

18 歯肉縁《えん》上の歯石除去

歯科衛生士が、歯肉より上の歯についている歯石をスケーラーと呼ばれる専用器具で取り除きます。

19 PMTCとフッ素塗布

PMTCとはProfessional Mechanical Tooth Cleaning(プロフェッショナル・メカニカル・トゥース・クリーニング)の略で、歯科衛生士など専門家が行う歯のクリーニングのことです。専用の機器を使って、セルフケアでは落とせない歯垢(プラーク)を機械的に除去して歯面を研磨します。専用器具の先端に付けるブラシやカップにはさまざまな形状や硬さのものがあり、患者の歯面の状況に合わせて選択。最後にフッ素を塗布して歯を丈夫にします。

20　データ入力

当日行った治療内容や口腔内の状況についてデータを入力します。

●3回目の来院

初診時よりも精密な検査を行い、初期治療（歯石除去、ブラッシング指導、プロフェッショナルケア）を続けます。

21　歯周精密検査

初診時に行った歯周基本検査より、さらに詳しく調べます。

①　歯周ポケットの測定及び出血の有無

歯周基本検査では1歯に1点測定ですが、精密検査では1歯に対し4〜6点測定します。

②　歯の動揺度

③　プラーク（歯垢）の付着度

プラークチャートを用いて、プラークのある場所を塗りつぶし、歯全体の面積に対し付着部位の割合を出します。この割合をPCR（プラーク・コントロール・レコード）と呼び、20％以下が正常とされています。

【初期治療②】

22　手用器具を用いてのSRP

SRPとはScaling and Root Planning（スケーリング・ルートプレーニング）の略です。スケーリングは歯肉より上の歯面に付いている歯石を取り除くことです。歯周病が進んでいる場合には歯周ポケットに細菌が棲みつき、歯根に歯石が付着しています。ルートプレーニングとは、歯根（ルート）に付いた歯石をスケーラーなどの道具を使って削り取り、歯根面を滑らか（プレーニング）にすることです。目では見えない部分の歯石を取るので、手に伝わる触感を頼りに行う高度なテクニックになります。痛みが強い重度の歯周病の場合など、歯科医師が局所麻酔をかけて行うこともあります。

23　SRP超音波

手用スケーラーでは取り切れなかった小さな歯石や歯垢を、超音波スケーラーを使って除去します。

24　TBI（ブラッシング指導）

前回行ったブラッシング指導がきちんと実践されているかチェック。粘り強く歯磨き指導を行います。

25　PMTCとフッ素塗布

19と同じです。

●4回目の来院

今までの初期治療で歯肉の状態がどの程度改善されているのか確認し、初期治療（歯石除去、プロフェッショナルケア）を続けます。

【評価】

26　評価

初期治療を終えたところで、歯周ポケットの深さを測るなど症状が改善されているかどうか確認。ブラッシングも染め出しを行って、磨き残しが少なくなっているか確かめます。

【初期治療③】

27　SRP超音波

歯石や歯垢（プラーク）を超音波スケーラーで再び取り除きます。

28　PMTCとフッ素塗布

※「評価」で改善が十分でないと判断されれば、22〜25が繰り返されます。改善が認められた場合、次回の歯科医師の予約を取るようにします。

5回目の来院

虫歯などの治療を行います。

【治療】

29　治療

「評価」で歯垢（プラーク）や歯石の付着状態が改善され、歯茎の状態も引き締まっていると判断された場合、虫歯などの治療を行います。

●6回目の来院

【再評価】

治療後の状態を確認するため、サリバテスト（唾液検査）、X線（レントゲン）写真撮影を行います。

30　再評価

治療を終えた後、歯垢や歯石の付着状態、歯肉の状態などを確認します。

31　サリバテスト（唾液検査）

虫歯菌が多かった場合、どの程度改善されたのかを確認するため、改めてサリバテストを行います。

32　X線（レントゲン）写真撮影

歯科医師が初診時と同様にデンタルレントゲンで10〜14枚撮影。治療後の違いがはっきりとわかります。

33　説明
初診時のデータと初期治療や治療後のデータを比較して説明します。

7回目の来院

治療を終え、メインテナンスへ移行するための最終確認を行います。
なお、本書では7回目の来院で記載していますが、必ずしも7回までの来院でなく、患者の症状や状態の結果により3回までとなることもあります。

【メインテナンスへ】

34　TBI（ブラッシング指導）
前回行った歯磨き指導がしっかり実践されているか確認します。
35　PMTCとフッ素塗布
36　資料配布
初診時からのデータを編集した「お口の健康手帳」をお渡しします。

当院の予防プログラム

初診（診療目安約90分）

1 受付

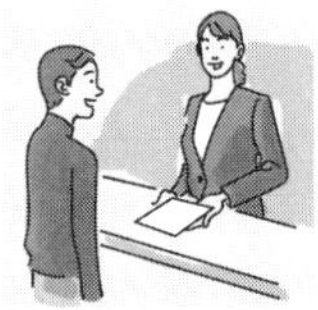

2 問診票の記入

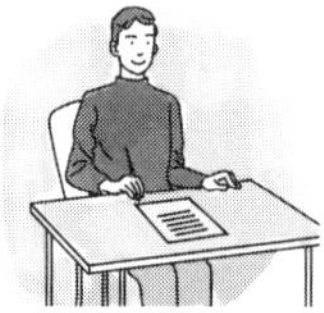

3 啓蒙ビデオの観賞

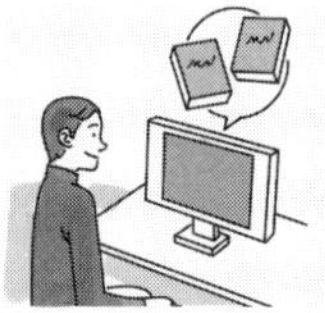

4 診療室で問診

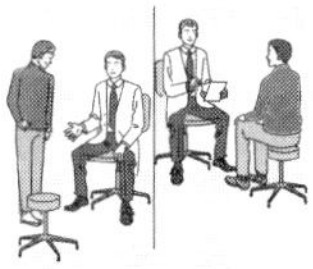

5 X線写真撮影

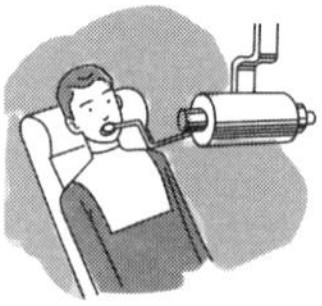

6 応急処置

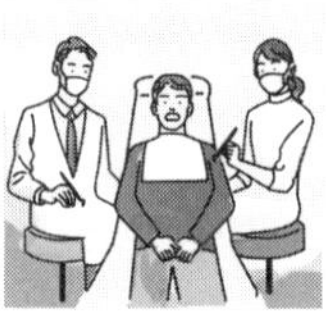

7 担当歯科衛生士の紹介

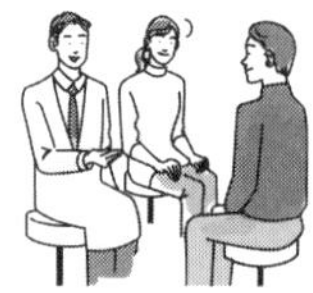

8 口腔内写真撮影

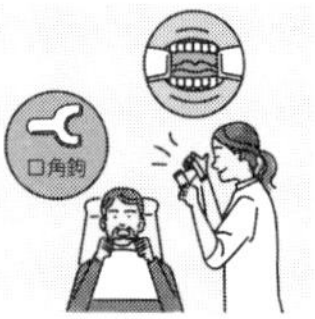

9 サリバテスト（唾液検査）

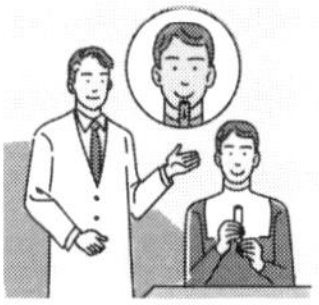

10 歯周基本検査

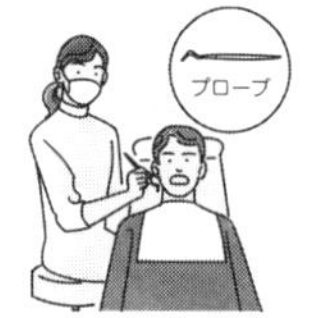

11 TBI（ブラッシング指導）

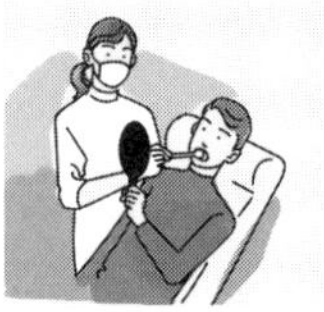

12 診療体系説明

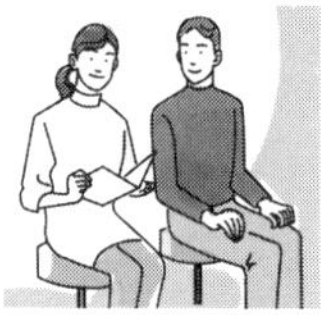

13 データ入力

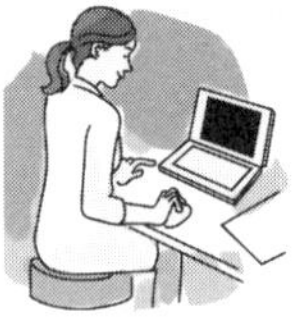

2回目の来院（診療目安約60分）

14 顕微鏡で歯垢を確認

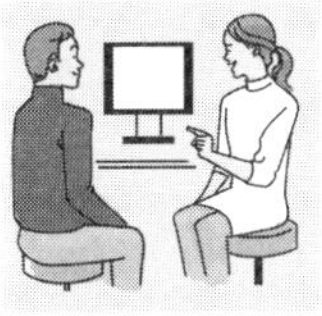

15 虫歯と歯周病原因説明

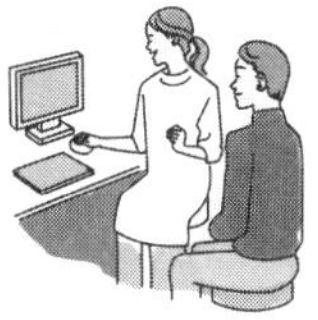

16 サリバテスト結果説明

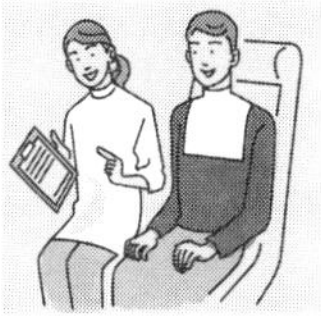

17 TBI（ブラッシング指導）

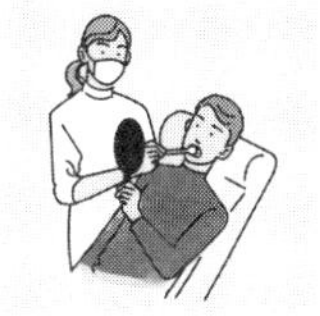

18 歯肉縁上の歯石除去

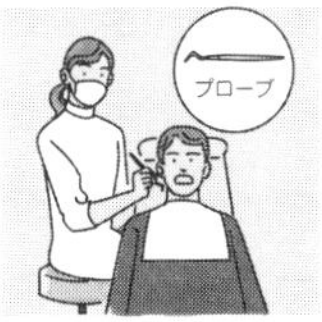

19 PMTCとフッ素塗布

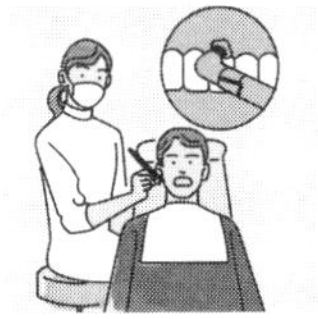

20 データ入力

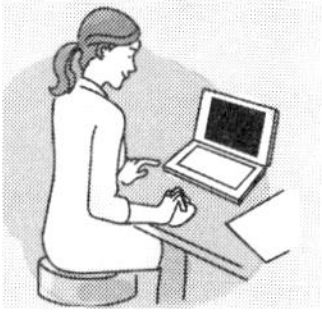

3回目の来院（診療目安約30分～60分数回）

21 歯周精密検査

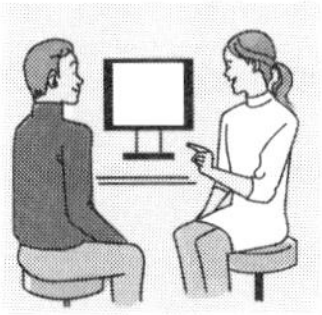

22 手用器具によるSRP（大きな歯石を取り除く）

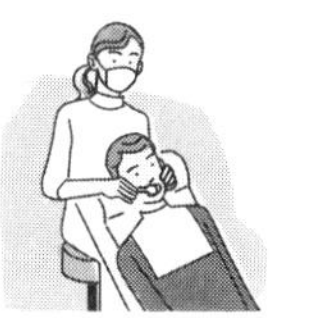

23 SRP超音波（小さな歯石取り除く）

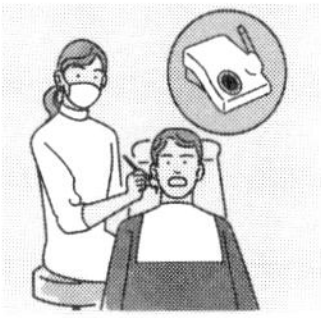

24 TBI（ブラッシング指導）

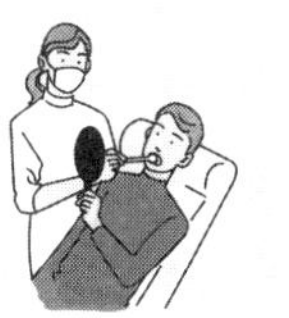

25 PMTCとフッ素塗布

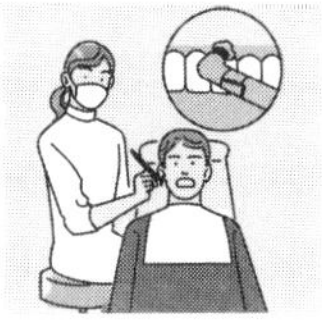

●定期的メインテナンスの内容

①再評価
②TBI・セルフケア指導
③SRP・超音波
④PMTCとフッ素塗布
⑤データ入力
⑥口腔内写真撮影
⑦X線（レントゲン）写真撮影

予防歯科にはチーム医療が必要不可欠

予防歯科を実践するには歯科医師だけではなく、歯科衛生士などスタッフとの連携が必要です。初診からメインテナンスまでの流れをお読みいただいて、歯科衛生士の果たす役割が大きいことがおわかりいただけたのではないでしょうか。

歯周ポケットの中の歯石を取るルートプレーニング、3分以内で撮影する口腔内写真など、いずれも熟練を要します。そうした医療技術だけでなく、ブラッシング指導やメインテナンスを継続するモチベーション作りにおいては、接客業のノウハウも必要になってきます。私は歯科衛生士たちに「美容師さんの会話を参考にするとよいのでは」とアドバイスしています。同じ美容院に通うのは、カット技術などが優れていると共に、担当美容師との会話が楽しいからだと思うのです。患者の趣味を覚えていて話題にしたり、レストランの評判や洋服など興味がありそうな話をしたりするのもよいでしょう。患者に美容院に定期的に通うのと同じ感覚で歯科医院のメインテナンスに通ってもらい、楽しみとなってほしいと思うからです。

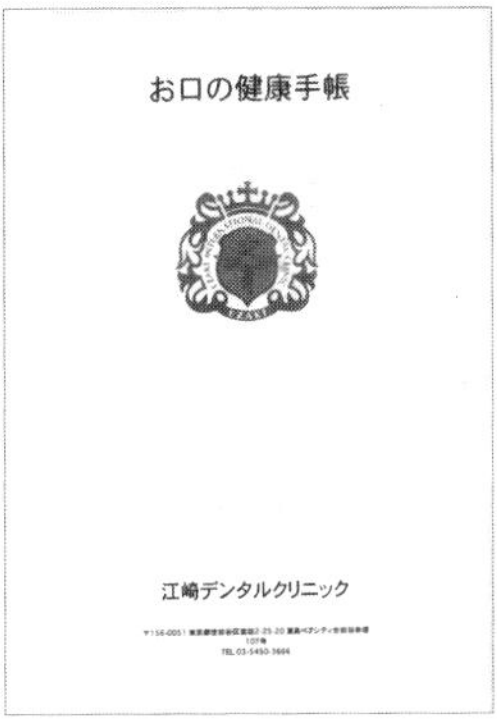

「お口の健康手帳」

また、歯科医師や歯科衛生士には言えない、ちょっとした心配や不安、疑問などを受付スタッフに話す患者さんも少なくありません。受付スタッフも単なる事務職ではなく、チーム医療の大切なメンバーなのです。

そのほか詰め物や被せ物、義歯を装着する場合など、歯科技工士との密接な連携が必要になってきます。技工指示書でのやりとりだけではなく、電話で細かく患者の状況を説明し、コミュニケーションを取るようにしています。

そして、歯科技工士が口腔内の健康に果たす役割には大きなものがあります。精密な治療をしても、詰め物や義歯の精度がよくなければ、虫歯や歯周病の再発につながってしまうでしょう。ところが、歯科技工士は単に義歯などを作るだけの人と思われがちです。ハンドメイドで精緻なものを作っているのに、「早く」「安く」を要求され、低賃金、長時間労働となってしまい、歯科技工士の志望者が少なくなっています。高齢化が進み、2020年には50歳以上が52％と半数を超えています。安さを求めて海外の技工所に発注する歯科医院もあるとか。しかし、詰め物や被せ物は天然歯と一体化させるもの、義歯は口の中に入れる人工器官です。それがコストダウンを強いられる環境で作られたものでよいのでしょうか。

歯科技工士が患者の口腔内の状況をよく理解して作れば、質のよいものができます。患者が満足し、それを歯科技工士に伝えれば、技工士のモチベーションも高くなります。やはり、チーム医療が必要なのです。

チーム医療を行うには、それぞれほかの専門職について深い知識を持つことが必要なので、デンタルアローズという歯科医師、歯科衛生士、歯科技工士の三者による勉強会に、当院からも私やスタッフが参加しています。さまざまなテーマで発表を行ったり、質疑応答したり。勉強会の後には懇親会もあり、ほかの医院のスタッフと意見交換もできるので、それぞれの職種に対する理解が深まるよい機会となっています。

そして、専門スタッフが連携するチーム医療の成果を上げるためには、情報の共有とコミュニケーションが不可欠です。当院では毎日の朝礼で患者の情報を共有するほか、気になることがあれば患者が帰った後にスタッフがすぐに私の診療室に報告に来ます。私もその場で相談に乗り、問題が放置されないようにしています。

また、予防歯科はチーム医療で成り立ちますから、私は経営者として専門職の待遇をよくするよう心掛けています。例えば、体調が悪ければ無理させず休んでもらいます。スタッフが働いてくれていることへの気遣い、そうした心がないと、チームとしての一体感が保てないと思います。

では、ここから当院の受付スタッフや歯科衛生士たちが、実際にどのように患者に接しているのか、本人たちに語ってもらいましょう。

患者さんの不安や疑問をすくいとって院長や歯科衛生士に伝えるようにしています

受付スタッフ　M・Sさん

私が一番心掛けているのは、患者さんが歯科恐怖症にならないようにすることです。予約の電話を受けるとき、診療の流れを説明していて「その検査は痛みがありますか」「その治療法では麻酔を使いますか」というような質問をする患者さんは、歯科に対して恐怖心を持っているかもしれないと、説明の仕方を変えることもあります。

というのも、歯科医療に関するある本に、医療スタッフは正しい情報をわかりやすく伝えることに重きを置いて、患者の痛みに対する恐怖心、歯科に対する苦手意識への配慮が足りないという批判が書かれていたのです。読んでいてハッとしました。確かに大事なことは、歯が痛くなってからではなく、普段から苦手意識を持たずに歯科医院に継続して通っていただくことです。それから、苦手意識を持っていそうな患者さんには、恐怖心を抱かせないような情報の伝え方を工夫するようにしています。

診療後に不安そうな表情を浮かべている患者さんには、「どうされましたか」と声をかけるようにしています。例えば、インプラントの患者さんで、次回が手術で心配だと打ち明けてくださる患者さんには、「手術の前日はしっかり睡眠をとってきてくださいね」などと言い添えています。

また、高齢の患者さんは声のトーンが高いと聞きづらいそうです。私は自分の声は普通だと思っていたのですが、録音した声を聞いてみると意外に高いのでビックリしました。声のトーンを抑え、単語を少なくして、聞き取りやすく話すように注意しています。

私は医療の専門資格を持っているわけではありません。それだけ一般の患者さんの気持ちがわかるので、患者さんの不安や疑問をすくい上げて歯科衛生士や院長に伝えることができればと思っています。患者さんのほうも歯科医師や歯科衛生士という専門家に対して遠慮してしまうのか、「先生には言いそびれたのだけれど」「歯科衛生士さんに聞きそびれた」などと受付に言ってこられる場合もあります。

例えば、「降圧剤を飲んでいるのだけれど、大丈夫かな」「自分の使っている歯ブラシをそのまま使っていていいのかどうかわからない」などです。患者さんには「先生に伝えておきますね」「次回、ご自分の歯ブラシを持ってきて歯科衛生士に見せてください」などとお伝えしています。

患者さんから聞いた疑問や不安については、大事なことは院長や歯科衛生士に直接伝え、ちょっとしたことなら予約ソフトの次回予約枠にメモを残すようにしています。

当院の歯科衛生士は歯科医師の補助業務ではなく独立した職種として働いていて、院長は対等の立場で接していらっしゃいます。私たち受付スタッフに対しても同じように対等に接していただいていて、学会や勉強会にも参加させてもらっています。

「○○さんに担当を続けてほしい」と歯科衛生士に信頼を寄せる患者さんがほとんどです。私たち受付スタッフも、チーム医療の一員として患者さんに信頼されるよう、日々努めていきたいと思います。

「患者さんが私の家族だったら」と思いながら接しています

歯科衛生士　K・Tさん

歯科衛生士として当院に就職して、初めに苦労したのは口腔内写真を撮ることでした。最初は25分もかかっていたんです。写真を撮るときに患者さんには口角鉤（こうかくこう）という口を広げる部品をご自分で持っていただくなど負担をかけるので、撮影は短時間で済ませなければいけません。仕事が終わった後、先輩の口腔内を撮影させてもらって練習を続け、やっと1年後くらいに3分間で撮れるようになったんです。最初の頃は患者さんへの声掛けがうまくできなくて時間がかかっていたので、撮影しながら次の動作を説明して、患者さんがスムーズに対応できるように心掛けました。あとは経験を重ねてコツをつかむことで、撮影時間を短くすることができました。

予防歯科で大事なブラッシング指導は、患者さんの歯並びや磨き癖、ライフスタイルなど一人ひとり違うので、アドバイスもその人に応じたものになります。

例えば、いつも同じ場所に磨き残しがある場合、おそらく最後に疲れてしまうのだろうと思い、「次は残りやすい場所から磨き始めてみましょう」と伝えます。また、いつもメインテナンス時にきれいに磨けていた患者さんが、急に磨き残しが多くなったことがあります。お話をうかがうと介護が始まったのだとか。忙しくて時間が取れないし、夜は疲れてぐったりしてしまうそうです。「昼間でもいいので、元気が残っている時間にブラッシングやフロスを今までのようにやってみてください。1日1回でもきちんとブラッシングしていれば、夜はささっとでかまいませんから」とお話ししたところ、「気がラクになった」とおっしゃり、次回からは磨き残しも少なくなっていました。

虫歯になったことがない高校生や大学生の場合、ブラッシングの重要性を説明しても、あまり心に響いてないようです。予防しないと将来は歯が残らず大変になることを、図やグラフ、写真などをモニター画面に映して説明しても、今イチの反応……。そんなときは、1本でもきれいに磨けているところを見つけて褒めると、「本当？　じゃあ、次はがんばろうかな」となることも。小さなお子さんの場合は「ウルトラマンも歯を磨いているんだよ」と言うと、「だったら僕もやる！」と信じてくれます（笑）。

私が担当している患者さんで特に印象に残っているのは、「ちゃんと食事が摂れるようになった」と喜んでくれた歯周病だった36歳の女性です。

歯並びが悪くて歯垢が溜まりやすかったのと、ホルモンバランスが崩れる時期で歯周病がひどくなっていたんですね。歯茎がブヨブヨで、歯がグラついていて、歯槽骨も減っていました。歯周ポケットを測定する検査でも出血があり、口臭もありました。ものがきちんと噛めない状態だったのですが、ブラッシングと歯周ポケット内の歯石を除去することで、歯茎が徐々に締まっていき、骨も少し再生してきて、1年たった頃にはものが噛める状態になったんです。喜ぶ患者さんの姿を見て、私もうれしく思いました。

ちなみに歯周ポケットの歯石を取る作業は大変です。講習会などではきれいな歯並びの決まった形の歯の模型を使うのでやりやすいのですが、臨床では患者さんによって歯並びも違うし、歯根の形や生えている方向もいろいろで歯石の付き方もさまざまです。歯茎が透明だったら簡単なのに、と思いながら取っています（笑）。

当院の場合、歯科衛生士は担当制で、患者さんは私を信じてついてきてくれるので、とてもやり甲斐があります。歯科衛生士の専門学校に通っていたとき、歯科医院でアルバイトをしていたのですが、そこでは歯科衛生士は院長の指示することだけをやる存在で、常に指示待ちでした。今でもそのような歯科医院が多くて、学生時代の友人たちは皆「もう、無理」と言って辞めてしまっています。当院では、私から院長に「この患者さんの場合、こういう初期治療をしたいんですけど、先生はどう思われますか」などと提案することもあり、そうしたことが言える環境はありがたいです。

私が患者さんに接するときの基本は、「患者さんが自分の家族だったら」と思うこと。就職した頃に、先輩が「患者さんを家族だと思って接している」と言うのを聞いて、自分の両親や祖父母、妹だったら話をきちんと聞いて、決してないがしろにしないし、相手がわかるように説明するだろうなと思いました。今でも毎日そのことを思い出して、患者さんに接するようにしています。

自分の患者さんが虫歯や歯周病にならないよう、自分の歯で一生ものが噛めるようにサポートしていきたいです

歯科衛生士　S・Eさん

30年ほど前にアメリカに2年半ほど住んでいたことがあり、そのときに仲良くなった日本人女性がいました。彼女の家に遊びに行ったとき「明日は歯医者に行かなきゃいけないの」と言うので、「歯が痛いの？」と心配すると「違う、チェックアップよ」と。チェックアップって何だろうと聞いてみると「歯の定期検診よ。行かないと、保険会社から催促が来るのよ」。定期検診に行って口腔ケアをすることが保険の加入条件になっているのだとか。そのとき初めて、アメリカでは予防のための検診を重視しているのだと知りました。私が初めて予防歯科の考え方を知った体験でした。

日本に帰国して歯科衛生士の仕事をしていて、まれにですが歯がない状態で歯科医院に来られる患者さんに出会うことがありました。そんなときは、もっと早くに何とかできなかったのかと、本当に残念でなりません。患者さんに自分の歯で一生ものを噛むことができるようになってほしいというのが、歯科衛生士としての願いなのです。そのためには予

防歯科が大事だと考えるようになっていました。その思いを強めたのが、当院が現在の場所に転院するときに受けた東北地方の予防歯科のパイオニアである歯科医院での研修です。歯科衛生士の役割についての講演で、次のような話を聞きました。

「歯科衛生士は漠然と患者の口の中を見て掃除しているだけではダメだ。歯科衛生士が継続してメインテナンスに来るように患者を誘導することで、患者の虫歯や歯周病のリスクが減る。そして1人の患者を担当したら、その患者が家族を連れて来るような指導をしないといけない。虫歯も歯周病も感染症なのだから、家族全員の口腔内が清潔でないと患者の口腔の健康を維持できない。患者の家族全員がメインテナンスに通ってこられるようにするのが、歯科衛生士の仕事だ」

当時言われていた「歯科衛生士はお口の掃除屋さん」という役割に甘んじていてはいけないと思いました。

この研修では口腔内写真の撮り方も教わりました。すぐには3分間で12枚撮れないので、東京に戻ってから診療後に歯科衛生士同士で撮影し合って、毎日夜10時頃まで練習していたことを覚えています。口腔内写真は視覚的データとして大切で、患者さんは案外自分の口の中のことを知らないんですよ。写真を見て「詰め物がこれだけあったのか」などとおっしゃる患者さんも少なくありません。

患者さんが継続してメインテナンスに来るようにするには、初診のときにいかに動機付けをするかが大事だと思います。私は頭ごなしに説得するのではなく、「どうされたいですか」と問いかけて、患者さん自身に考えてもらうようにしています。「虫歯ができないようにしたい」とおっしゃれば、「そのためにはブラッシングが必要なんですよ」と説明していきます。

「仕事が忙しくて、なかなか来られない」と言う社会人の患者さんもいます。そういう場合は、口腔内の歯周病菌などが糖尿病や動脈硬化、狭心症、心筋梗塞の引き金になるなど、全身の健康に関係していることを説明します。口の中の健康を保つことが病気の予防にもなることをお伝えしています。働き盛りのご自分の健康を維持するには、通常の健康診断やがん検診と同じくらい歯の定期的メインテナンスが重要だと理解してもらうことが動機付けになると思うのです。

本当によかったなと思ったのは、タバコを吸っていた歯周病の患者さんが禁煙して歯茎がよくなり、インプラントを入れることができたときです。40代の男性でしたが、「タバコを吸っているとニコチンの作用で歯茎が硬くなってしまって、歯周病を見つけられないんですよ」「お子さんが受動喫煙で歯がなくなったら困りませんか」などとお話ししていたのですが、「ここに来ているから、これ以上悪くならないでしょ」という反応で、禁煙しそうもありません。話に耳を傾けてくれないなら冊子を作ろうと思い立ち、その患者さんに似た例を集めて、禁煙しなければどうなるのかという小冊子を手作りしました。来院されたときに「捨てないで一度でいいから目を通してくださいね」とお願いして手渡ししたんです。

次に来院されたとき「読んだら全部自分に当てはまっていたんですよ。タバコ止めます」と宣言されました。小冊子に書いてあることは、それまでにお話ししていたことなんですけれど、「禁煙したくない」と思っていたので頭に入っていかなかったのでしょう。小冊子を読むことで、やっとタバコの害に気付かれて禁煙を決意されたんですね。

それからメインテナンスのたびに「もう3ヵ月」「半年続いていますね」「1年たったからお祝いしなくちゃ」と声をかけてきました。そして、「歯茎がピンクになってきましたよ」と褒めると、「前は黒かったものね」と患者さんも禁煙の効果を実感されていました。今も禁煙を続け、「あんな臭いものを吸っていたんだ」とおっしゃっています。最近、歯周病も改善してきたのでインプラントを入れることができました。このままメインテナンスを続ければ、失った歯の代わりにインプラントで一生ものを噛むことができるはずです。

当院では歯科衛生士が担当制になっていて、自分の患者さんが次に来る予約時期を決めることができます。例えば、高齢の患者さんで手に力が入らなくて、ブラッシングでどうしても磨き残しが出てしまう場合など、通常3ヵ月間隔のところを1〜2ヵ月間隔でメインテナンスに通ってもらうことにしています。そのようなことができるのは、歯科衛生士としてのやり甲斐につながります。自分の患者さんを虫歯にしたくない、歯周病にしたくないという思いが強くなり、たまに虫歯を見つけるととてもショックで、「どうしてこうなってしまったのか」悩むことがあります。これからも、患者さんが虫歯や歯周病にならず、自分の歯で一生ものが噛めるようになることを目指していきたいと思っています。

どうしてこうなったのか、何のために施術が必要なのか、施術したらどうなるのかを丁寧に説明しています

歯科衛生士　E・Kさん

当院では初診時に口腔内写真の撮影やサリバテスト（唾液検査）を行いますが、過去に経験したことがない患者さんがほとんどなので、どのような手順で行うのか、何が目的な

のかをきちんと説明するようにしています。

サリバテストは結果をグラフにするなど視覚化して患者さんに伝えるので、口腔内の現状を伝えるのによいデータだと思います。虫歯を繰り返したり、歯周病が改善しなかったりする原因がわかるので、その原因を改善することでリスクが減っていくことを理解していただけます。

当院では歯科衛生士が担当する時間を長く取っているので、丁寧に施術できますし、説明にも時間をかけられます。

知覚過敏でどこの歯科医院に行っても痛くて通いきれなかったという50代の女性の患者さんの場合、毎回、どの程度で痛みを感じるのかを確認しながら、ゆっくり時間をかけて施術を進めていきました。そうした時間が取れるからこそ信頼関係が築けたのだと思います。

この患者さんは真面目な性格でブラッシングの圧力が強いのと歯ぎしりがあったので、知覚過敏になったのではないかと思います。ブラシが歯茎の際《きわ》に当たっていなかったので歯周炎もありました。ブラッシングの圧力を弱め、歯と歯茎の境目にブラシを当てるなどブラッシング指導をして、知覚過敏の薬を歯茎に塗布する治療を4回ほど行った後、2ヵ月後に来院されたときにはだいぶよくなっていました。その後は月1回のペースでメインテナンスに来てもらっていますが、「まったく痛くなくて、毎月来るのが楽しみよ」とおっしゃっています。

私が患者さんに接するときの基本は、ただ施術するのではなく、どうしてこうなったのか、何のために施術が必要なのか、施術をしたらどうなるのか、という過去の原因、現在の状況、未来の予測まで説明することです。私が当院に就職して間もなくの頃、予防歯科で有名な東北地方の歯科医院に研修に行ったとき、歯科衛生士と患者の関係を見てコミュニケーションの大切さなどが明確にわかりました。以来、この基本を守るようにしています。

当院では私たち歯科衛生士にも講演会やセミナーでの発表の機会を与えていただいています。口腔内写真を3分間で撮るデモンストレーションを担当したときは、事前に何度もストップウォッチで測りながら必死で練習しました。本番で、無事に3分以内で撮り終えたときは、ほっとしました(笑)。

研究発表するときは、資料を作成する際に歯科衛生士同士でアイデアを出し合うなど、協力してもらったおかげでまとめることができました。発表時の話し方についても、話すスピードが速いと聴衆の皆さんが理解しづらいし、ゆっくり過ぎると退屈してしまうなど、院長からもアドバイスをいただいて試行錯誤しました。発表後のアンケートを見ると「よかった」という意見が多くて、うれしかったです。また、改善点を指摘してくださるものもあり、とても勉強になります。

今後も患者さんが自分の歯でものが噛めるよう、そして口腔内のケアをすることで全身の健康を維持するサポートができればと思っています。

第6章

歯の健康寿命を延ばすために

予防歯科一筋26年の歯科医師からの提言

「CURE」（治療）から「CARE」（予防）へ

本書でも繰り返し述べてきましたが、従来の「歯が痛くなったら歯科医院に行って治療してもらう」という考え方では、虫歯を繰り返し、歯周病を重症化させ、どんどん歯が失われていってしまいます。高齢になっても20本以上の天然歯を保つには「口腔内が健康なうちに、その状態を維持し、虫歯などの疾患を予防するために歯科医院に定期的に通う」ことが必要です。自分の歯で一生ものが噛めることは、生活の質を高め、健康寿命を延ばすことにつながります。歯科医療全体が、「治療」から「予防」へシフトしていくことが求められているのではないでしょうか。

予防歯科の実践は、結果として医療費の削減という効果も生み出します。香川県歯科医師会が行った40歳以上の約1万9000人を対象にした調査では、年間医療費は残存歯数が0～4本の人は51万7400円だったのに対し、20本以上残っている人は34万1500円で、17万5900円もの差があったのです。夫婦2人で考えれば年間35万1800円の差になります。40歳から80歳までの40年間と考えると、夫婦で約1400万円もの差が生じる計算です。

図18　残存歯数と医科医療費の関係（40歳以上・約1万9千人対象）

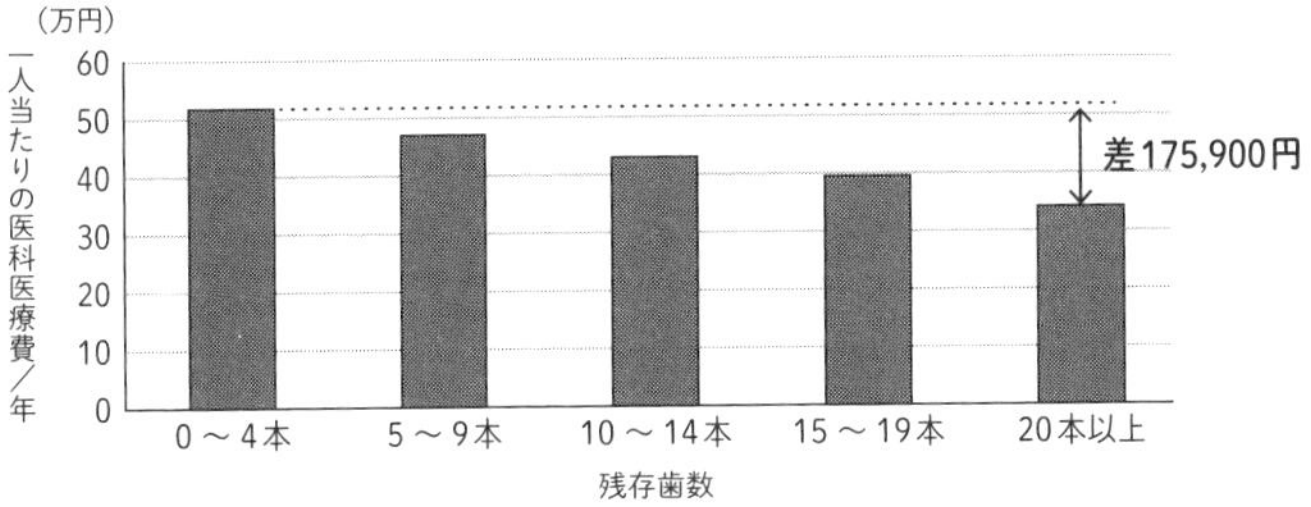

出典：香川県歯科医師会「平成22年度香川県歯の健康と医療費に関する実態調査」

予防歯科は健康寿命を延ばし、老後の暮らしの余分な出費を抑える効果もあると言えるでしょう。しかし、まだ日本では予防歯科が定着しているとは言えません。予防歯科がより普及し、定着するためには、どんなことが必要なのでしょうか。

予防歯科定着のために①歯科衛生士の待遇改善が必要

・歯科衛生士の多い歯科医院では定期検診率が上がる！

第5章で見てきた通り、予防歯科にとって歯科衛生士の役割は重要です。東京医科歯科大学が8020推進財団が行った調査のデータを使って定期歯科検診の受診について分析したところ、歯科衛生士の専用ユニットがある医院の定期検診受診率は44・5％なのに対し、専用ユニットがない医院では34・4％でした。保険指導時間を20分以上かけている医院では41・5％、0分では28・1％です。歯科衛生士の人数が3人以上の医院では47・7％、0人では21・8％でした。

歯科衛生士が多く在籍し、専用ユニットがあり、ブラッシング指導などに時間をかけている医院ほど定期検診率が上がるという結果です。予防歯科を定着させるためには、患者の意識を高めるだけでなく、歯科医院の側も歯科衛生士の増員や待遇の改善が求められていることがわかります。

・歯科衛生士不足の現状

今、歯科衛生士は人材不足の状況になっています。全国歯科衛生士教育協議会の調べでは2022年の養成校卒業生に対する求人倍率は22・6倍でした。1人の卒業生に対し22件以上の求人があったということです。

一方、厚生労働省の「衛生行政報告例」では、2020年の歯科衛生士の就業者数は約14万3000人で、2010年の10万3000人から1・4倍の伸びを示しています。歯科衛生士の年代構成を見ると、30代までの比率は10年前とそれほど変わっていませんが、

図19　定期的な歯科検診受診と歯科衛生士関連要因との関連

	治療 7,651人（63.0%）		定期検診受診 4,488人（37.0%）	
	人数	%	人数	%
歯科衛生士（DH）専用ユニット				
なし	5,921	65.6	3,102	34.4
一台以上	1,730	55.5	1,386	44.5
歯科保健指導時間				
0分	1,510	71.9	590	28.1
1-9分	2,531	63.1	1,483	37.0
10-19分	2,394	60.7	1,553	39.3
20分以上	1,217	58.5	862	41.5
歯科衛士数（常勤換算）				
0人	1,072	78.2	298	21.8
1人以下	1,833	72.5	697	27.6
2人以下	1,734	64.2	967	35.8
3人以下	1,373	57.1	1,031	42.9
3人より多い	1,639	52.3	1,495	47.7

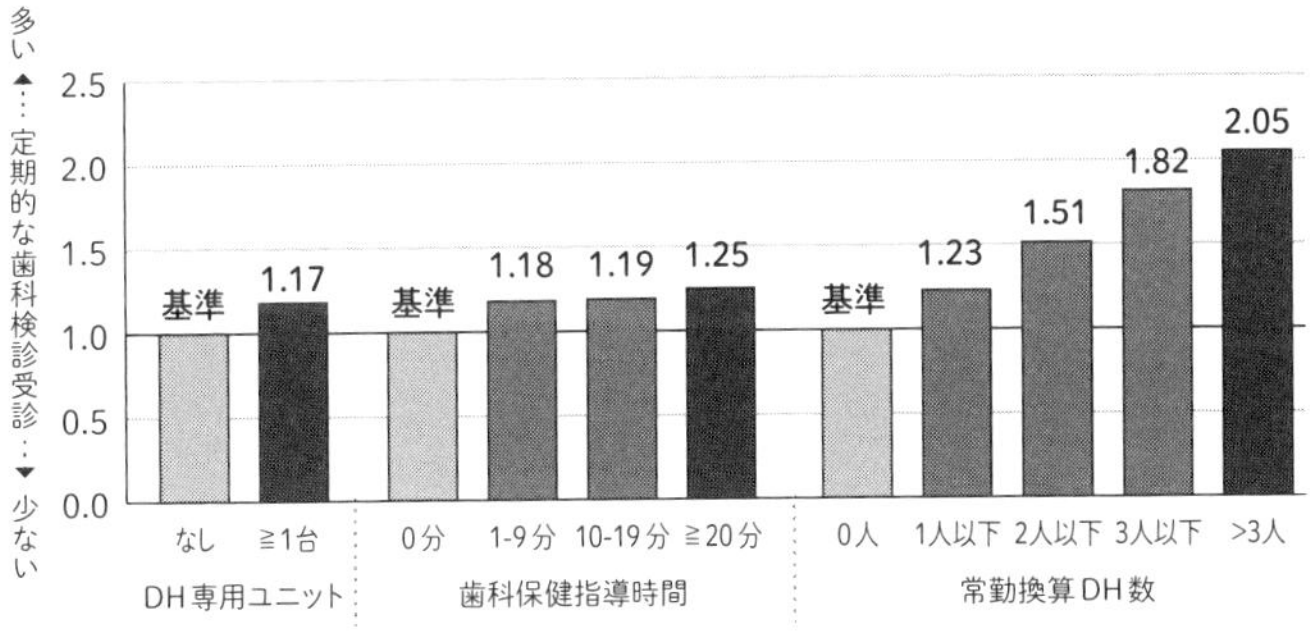

出典：国立大学法人東京医科歯科大学プレスリリース

40代、50代が増加しています。ちなみに２０２０年では50歳以上の歯科衛生士が23・６％を占め、全世代で最も高くなっています。結婚・出産で離職する歯科衛生士が多いことは変わっていませんが、子育てを終えた時期に復職する人が多くなったということでしょう。

しかし、新卒者への求人数が約14万４０００人なので、現在働いている歯科衛生士と同じ人数の歯科衛生士が求められていることになります。つまり、現在の倍の人数が必要とされているということで、圧倒的な人材不足なのです。

・歯科医師の歯科衛生士に対する意識改革が必要

歯科衛生士の仕事を補助業務ととらえている歯科医師が、現在でも少なくありません。歯科衛生士専用のユニットもなく、ブラッシング指導などに時間をかけられないような歯科医院では、歯科衛生士がやり甲斐をもって働くのは難しいでしょう。医院を経営する歯科医師自身が意識改革をしなければ、予防歯科への移行は成功しません。

歯科衛生士不足は今後も続くでしょう。少子化の影響などで歯科衛生士養成学校の定員割れが続いています。退職した歯科衛生士を現場復帰させるには、パート勤務などの働きやすい環境が必要になってきます。常勤の場合も待遇をよくしないと転職してしまうかもしれません。現在では個人経営の歯科医院のほか、大学病院や保健所、介護老人保健施設など就職先も広がっています。

病院では歯科医療の実施による入院期間短縮などの重要性を認識し、歯科衛生士の獲得を目指しているそうです。２０１７年に日本医師会は「元気なからだは日頃の口腔ケアから」という意見広告を新聞に掲載しました。歯科医師会ではなく、医師会が出したのです。一般的に歯科衛生士より看護師の待遇のほうがよいとされています。病院で働く歯科衛生士が増えれば看護師に近い待遇となるでしょう。歯科医院も歯科衛生士の人材不足を解消するためには、看護師並みの待遇にすることが求められてくるでしょう。

私は歯科衛生士にやり甲斐をもって長く働いてもらうには、それなりの待遇が必要と考えています。当院はほかの歯科医院よりも給与や福利厚生は充実していると自負していますす。結婚・出産で辞める歯科衛生士はいますが、今のところ長く勤務してくれる歯科衛生士ばかりです。

予防歯科定着のために②
当院の予防歯科の実際をセミナーで伝える

予防歯科の重要性を理解していても、いざ実践しようとすると具体的なノウハウがなくて困っている歯科医院も多いだろうと思います。そこで、私がやっていることを歯科医院関係者に伝えれば、役に立つのではないかと考えました。予防歯科を行う歯科医院が増えれば、それだけ虫歯や歯周病にならない患者が増えます。全身の病気の予防にもなり、健康寿命を延ばすことにつながり、社会に貢献できると思ったのです。

最初のきっかけは２０１３年に当院の経理を見てもらっていた会計事務所に、ほかの歯科医院に予防歯科について講演してほしいと依頼されたことです。会計事務所は当院の患者数が多いのは予防歯科の実践がポイントだと考えたからでしょう。その会計事務所が会計顧問となっている歯科医院のほかにも歯科雑誌に載せた講演会の広告を見て、新宿の会場に多くの歯科医院関係者が来場してくれました。皆さん、予防歯科について知りたいのだなとニーズを感じました。

自分がやって成功したこと、よかったことを同業の人たちに伝え、歯科業界全体がよく

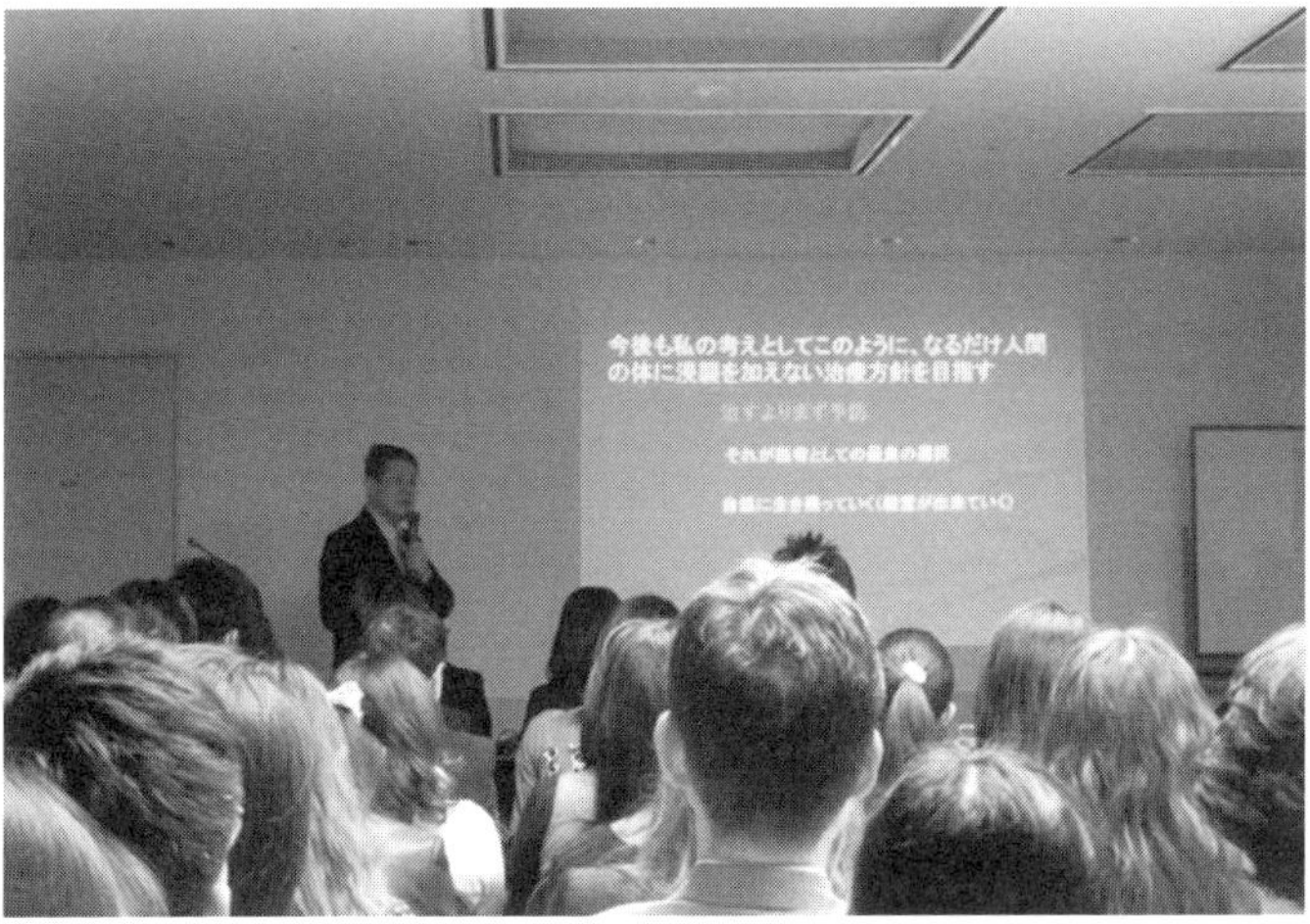

著者が開催した予防歯科セミナー

なっていってほしいと思いました。出身地の福岡や大阪などでも、知り合いの歯科医師に講演会のパンフレットを送り、歯科雑誌に広告を出すなどして、各地で講演会を開きました。

余談ですが、私だけでなく歯科衛生士や受付スタッフも講演して仕事内容やその効果などを説明します。スタッフたちの反応は、最初は本来の仕事とは別の仕事になるので乗り気ではない雰囲気でした。しかし、私は仕事の一環ということで、休日に行う講演会に参加した場合は翌日を代休にしたのです。そして、資料をまとめて同業者の前で話すことは当人たちの勉強になり、やり甲斐も感じてくれたらしく、2回目からはモチベーションが高くなりました。

実際に講演会を聞いた人たちからの感想はおおむね好評でした。しかし、私が講演したことをすべて実践している歯科医院は少ないかもしれません。それは講演を受けてすぐ明日からできるものでなく、ソフトとハードの両方の面で変えていかなくてはならないからです。本当にやる気のある院長、歯科衛生士だけができるものです。それでもサリバテスト（唾液検査）を自費で行う、口腔内写真を撮る、など一部だけでも取り入れてもらえれば、少しずつでも日本の予防歯科が前進していくのではないかと期待しています。

現在はコロナ禍で講演会は中止していますが、また機会があれば開催したいと思っています。

予防歯科定着のために③ 信頼できるかかりつけ歯科医を見つける

定期的にメインテナンスを受けるには、当然、かかりつけの歯科医院を見つけなければいけません。現在、歯科医院はコンビニより多いと言われていて、いったいどこに行けばいいのかと迷ってしまう患者も多いようです。予防重視を掲げている歯科医院も多くなりましたが、本当に予防歯科に力を入れているのかどうか、どうやってチェックすればよいのか、私なりに考えてみました。

●ホームページ

・自院で行っている予防歯科について具体的な説明がある
・サリバテスト（唾液検査）、口腔内撮影を行っている
・歯科衛生士の人数が多い
・衛生管理について具体的な説明がある
・患者担当制である
・院長の診療方針が述べられている
・個室または半個室のある歯科医院

●受診前

・電話や受付の対応がしっかりしている
・予約制で十分な診療時間を取っている

●受診してから

・医院内が清潔

・受付に歯ブラシや歯磨き剤、フッ素やキシリトール商品などが揃っている
・問診票がしっかりしている
・パノラマＸｒａｙ撮影写真だけでなくデンタルＸｒａｙ撮影写真を10枚以上撮っている
・歯科医師も歯科衛生士も担当制
・予約時間通りに診療が始まる
・メインテナンスの患者が多い
・歯科衛生士に個室（または専用ユニット）がある
・検査に時間をかけ、症状や治療計画を丁寧に説明してくれる
・検査データや治療データを可視化して見せてくれる
・自由診療の選択肢も提案してくれる
・将来を見据えた説明をしてくれる
・次のメインテナンスへの予約がスムーズに行われている

右記の項目だけでは十分ではないかもしれませんが、１つの目安として参考にしてください。できるだけ早く信頼できるかかりつけ歯科医を見つけて、定期的にメインテナンスに通っていただければと思います。

予防歯科の質向上のために納得のいく診療が受けられる自由診療も選択肢に

・日本の医療保険制度の限界

日本の医療保険は国民皆保険で、1961年に制度がスタートしました。それ以前は自由診療だったので、貧しい人たちが高額な医療を受けるのは難しかったのです。国民が等しく医療を受けられるようにと制度設計されていて、国民一人ひとりが収入に応じて保険料を支払うことで、病気になったときに、いつでも、どこでも治療を受けることができます。財源は国民が払う保険料のほか、会社（被用者保険の場合）と国からのお金です。患者は診療費の1～3割を負担し、残りは保険から支払われる仕組みになっています。

日本の医療保険が、いつでも、どこでも、低コストで診療を受けられる点については、世界的にも評価されています。しかし、制度が発足して60年以上がたって、ほころびも目立つようになってきました。高齢社会による医療財政のひっ迫もそうですが、医療の質に関しても制度の弱点が出てきています。

まず、保険診療で医院の経営を成り立たせようとすると、診療する患者の数を増やす以外に方法がないことです。診療行為は内容によって保険点数が決められています。1点10円の計算で診療費が決まるので、病院としては患者をたくさん診る以外に収入を伸ばすことができません。虫歯を削るにしても、できるだけ天然歯を残そうとすると、拡大鏡や高倍率の歯科用顕微鏡を使って丁寧に削らなければなりません。削り過ぎや見落としを防ぐことができますが、時間がかかります。5〜10分で荒く削っても、時間をかけて丁寧に削っても、保険点数は同じなのです。納得のいく治療をすればするほど、収入は減ってしまいます。収入が少なければ最新の医療機器を購入することもできませんし、必要なスタッフを雇うこともできません。予防のために1人の患者さんにブラッシング指導などで時間をかけてはいられなくなります。収入を確保しようと思えば、第2章で述べた私がだいぶ昔に勤めていた歯科医院のように、患者さんをユニットに座らせて、歯科医師が飛び回って診療するスタイルにならざるを得ないのです。

余談ですが、私は10年ほど前に安い散髪屋に行ったことがあります。いつも行っている店よりも格安だったので、どうなのだろうと思って入ってみました。やってもらって後悔しました。やることがすべて雑なのです。考えてみれば格安の料金で店舗のテナント料、スタッフの人件費をまかなおうと思えば、丁寧に洗髪やカットをしていられないでしょう。

歯科医療も同じだと思いました。

次に弱点として挙げられるのは、予防について保険適用されないことです。日本の医療保険は、誰もが病気やケガの治療を受けられるようにすることを目的として作られたため、適用されるのは治療がメインです。疾患や症状がなければ、保険が使えない仕組みになっています。歯科で言えば、虫歯や歯周病と診断されて、詰め物や被せ物をしたり、ブリッジや義歯を作ったりする場合に保険が適用されます。しかし、矯正や予防は治療ではないとみなされ、基本的に全額自費となる自由診療になるのです。

また、保険でできる治療は範囲が限られています。歯科で言えば、入れ歯を作る場合にプラスチックしか使えません。保険では必要最低限の原状回復を低コストで行うという考え方だからです。

つまり、保険診療では治療内容も使える素材も限定され、短時間で診療せざるを得ないということになります。

・納得のいく質の高い診療ができる自由診療

日本では自由診療は治療費が高く、歯科医院が金儲けのためにやっているというイメージを持たれているようです。しかし、現在の保険診療では対症療法の必要最低限のことしかできず、結果として治療すれば治療するほど歯を失ってしまうという状況を生み出しています。患者の将来を考えれば、私は自由診療を選択肢として提供すべきなのではないかと思います。

例えば、矯正は自由診療ですが、患者にとって虫歯や歯周病の予防になり、グローバル化の時代に世界のどの国に行っても恥ずかしくない歯並びを得られます。インプラントも基本的に自由診療ですが、ほかの義歯よりも噛む力があり、第3の歯として機能してくれます。そして、本書で繰り返し述べてきたように、自由診療で十分な予防治療を行えば虫歯や歯周病になることはほとんどなく、将来命に関わるような大きな病気になるリスクを減らすことができるでしょう。

そのほか、詰め物や被せ物の材料も自由診療ならば選択が可能です。保険適用の銀歯はすき間ができやすく、経年劣化ですき間が広がって虫歯の再発につながりやすくなります。歯垢（プラーク）も付着しやすく歯周病のリスクが高まり、口臭の心配も出てきます。自由診療のセラミックはすき間ができにくく、経年劣化もほとんどないので安心です。金属アレルギーの人でも使用できます。

つまり、自由診療とは高額な診療を行うことではなく、患者のために時間を取り、保険診療の制約に縛られずに納得のいく治療を行えるということです。

保険診療と自由診療のメリットとデメリットを整理してみましょう。

保険診療のメリット

・患者の自己負担金が少ない
・患者はいつでも、どこでも、同じ治療が受けられる

保険診療のデメリット

・治療内容に制限がある
・クオリティは医院によってバラツキが大きく基本的に長期的な保証期間はない

自由診療のメリット

・時間をかけてのカウンセリングやブラッシング指導などが可能
・十分な予防治療ができる
・治療法の選択肢が広がる
・高い技術、最新技術を使った治療が行える

・適切な検査が行える
・患者のニーズに応えやすい
・長期的な保証をつけている医院が多い

自由診療のデメリット

・全額自己負担となり、経済的負担が大きい
・歯科医院によって治療に対する料金が異なる

日本の医療保険の在り方は、すぐには変わりそうもありません。であるならば、私は本院を将来的に全自由診療専門の歯科医院として改院したいという希望を持っています。健康維持に関心を持っている、質の高い歯科医療を求める患者さんの要望に、医療保険の枠組みにとらわれずに応えたいのです。

歯に対する価値観を高めたい

歯が痛くなく不都合を感じていないのに、予防のためにお金を使うことがもったいない

と感じる人もいるかもしれません。しかし、定期的にメインテナンスに通って予防していれば、虫歯や歯周病になる可能性は低く、治療費が必要なくなります。

生涯医療費という長い目で見ると、予防にお金をかけるほうがずっとお得になるのです。痛いときだけ歯科医院に行って治療することを繰り返していると、やがて歯が失われていき、きちんと噛んで食べようと思えばインプラントを何本も入れることになってしまうでしょう。トータルで数百万円の出費になることも珍しくありません。

保険診療で安く処置できる義歯を選択しても、材料の経年劣化や歯肉などの変化のため、10年後には作り直さなければいけないこともあります。天然歯のようには噛めない不快感にも毎日悩まされるでしょう。結局は安物買いの銭失いになりかねません。不健康な状態を補うために支出するより、健康な状態を維持するために投資したほうが、はるかに有効なのではないでしょうか。

かけがえのない天然歯を残すには、予防が欠かせません。そのためには、予防にある程度のお金をかけるべきという価値観を若い頃から持っていただければと思います。

観光庁の発表によれば、2021年に日本人が国内旅行に支出した金額は1人当たり年間約3万4000円です。コロナ禍でもこの支出額です。安心して海外旅行に出かけられるようになれば、もっと支出額は増えるでしょう。ゴールドウィンが480名を対象に行った2017年の調査では、スポーツにかける1ヵ月の費用は月平均で約5900円、年間では7万800円になります。ソニー生命が1000人のシニアを対象に行った2022年の調査では、孫に使ったお金が年間約12万円にのぼるそうです。

旅行やスポーツを楽しむこと、孫とのコミュニケーションを大切にすることが悪いわけではありません。しかし、歯の健康を維持することにも、同じようにお金をかけてもよい価値があるのではないでしょうか。

患者が歯に対する価値を認め、歯科医院の側もそうしたニーズに応えられるように意識変革をすれば、「自分の歯で一生ものを噛める」ことが実現するのではないでしょうか。そうなれば、日本人の健康寿命が延びることは間違いないでしょう。

江戸時代に活躍した近江商人の商売の心得に「三方よし」があります。「売り手よし、買い手よし、世間よし」が三方よしで、売り手も買い手も満足し、社会にも貢献する商売をしなさいという教えです。私は予防歯科がまさに三方よしだと思います。患者にとっては歯が残って健康寿命が延び、歯科医療のスタッフにとっては仕事にやり甲斐を感じることができ、社会にとっては医療財政の健全化につながります。

多くの人が歯に価値を認めて、予防歯科が定着し、三方よしの社会が来ることを心から願っています。

おわりに

最後までお読みいただき、ありがとうございました。

私が東京の世田谷・豪徳寺駅近くで開業し、予防歯科に真剣に取り組み始めて26年がたちました。当時は予防歯科という言葉もなく、定期検診を行っている歯科医院はまれでした。その後、社会の高齢化が一段と進んだこともあり、最近になって予防歯科の必要性が訴えられるようになってきました。予防歯科を診療に取り入れる歯科医院も増えています。

政府も2022年の「経済財政運営と改革の基本方針（骨太の方針）」に、国民に毎年の歯科健診を義務付ける「国民皆歯科健診」制度の検討を明記しました。26年前から予防歯科に取り組んでいる私としては、今さらという気もしますが、取りあえず予防歯科の定着に半歩くらいは進むのかなと思います。しかし、定期検診は基本的に保険適用外のままであり、予防歯科が普及するには、まだまだ時間がかかりそうです。

しかし、患者利益になるという信念のもと、26年間予防歯科をメインに診療を続けてきた結果、私には間違っていなかったという確かな手応えがあります。予防歯科の重要性を感じたお母さんはわが子を連れてきます。そのお子さんが定期検診に通い続け、虫歯もなく成人しています。どうかこのままメインテナンスを続けて、一生、自分の歯を残してほしいと願っています。そして、成人したお子さんが結婚して子どもが生まれたら、幼児のときから定期検診を受けさせてくれるでしょう。3世代にわたって予防歯科が定着すれば、こんなにうれしいことはありません。

また、虫歯や歯周病で歯をなくした高齢の患者が、予防歯科で歯茎の健康を取り戻し、インプラントや義歯で「ものが噛めるようになった」と喜ばれているのを見ると、歯科医師としてのやり甲斐を感じます。同時に、もっと早く来院されていれば、インプラントや義歯にしなくても自分の歯を残せたかもしれないのに……という残念な気持ちもあるのです。

本書をお読みいただいて、自分の歯を失う前に定期検診を受けるきっかけになれば、本当にうれしく思います。1人でも多くの人が「自分の歯で一生ものが噛める」ようになることを心から願っています。

最後に26年間、私を支え続けてきてくれた家族、そして歯科衛生士や受付スタッフ、歯科技工士の皆様に感謝いたします。

また予防歯科において山形県酒田市日吉歯科診療所院長熊谷崇先生に多大なるご指導を賜り、心から感謝いたします。

２０２３年４月吉日

医療法人社団友優会　江崎デンタルクリニック　理事長　江崎友大

「自分《じぶん》の歯《は》を一生残《いっしょうのこ》したい！」と思《おも》ったら読《よ》む本《ほん》

2023年6月28日　初版第1刷

著　者……………………江崎友大《えざきともひろ》

発行者……………………松島一樹

発行所……………………現代書林
〒162-0053　東京都新宿区原町3-61　桂ビル
TEL／代表　03(3205)8384
振替00140-7-42905
http://www.gendaishorin.co.jp/

デザイン・DTP ……北路社

イラスト…………………かとうあたたか

編集協力…………………オフィスふたつぎ

印刷・製本　(株)シナノパブリッシングプレス

乱丁・落丁本はお取り替えいたします。
定価はカバーに表示してあります。

ISBN978-4-7745-1973-9 C0047